Urodinamia e Incontinencia Urinaria en la Práctica Clínica.

2ª edición.

Dr. Jorge Clavijo Eisele.

Editor.

Autores: Badía H, Castillo E, Chiva W, Couto T, Dieppa V, Duarte C, Eguiluz E, Ferreira N, Galván A, Guillén L, Martínez L, Mintegui D, Molina V, Mouro L, Pérez A, Pou R, Rosenbaum T, Varela M, Waller G.

Editor: Dr. J. Clavijo Eisele, FEBU. Profesor Agregado de Clínica Urológica. Facultad de Medicina. Univ. de la Republica. Montevideo. Uruguay. Consultant Urological Surgeon. St Hugh's Hospital. Grimsby. UK.

Autores invitados: Aux Enfermería: Couto T, Guillén L, Molina V.
Nurse: Pérez A.
Dres.: Badía H, Castillo E, Chiva W, Dieppa V, Duarte C, Eguiluz E, Ferreira N, Galván A, Martínez L, Mintegui D, Mouro L, Pou R, Rosenbaum T, Varela M, Waller G .

Impresión: Kindle Direct Publishing.

Editorial: Urology Solutions Publishing.

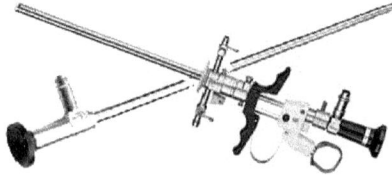

Urology Solutions Publishing

ISBN: 978-0-9931760-7-4

DEDICACIÓN.

A todo el equipo de Urodinamia.

A los profesionales que tratan pacientes con incontinencia y disfunciones miccionales y pélvicas.

A nuestros pacientes.

In memoriam Dr. Washington Fernández Gómez.

Urodinamia e Incontinencia Urinaria en la Práctica Clínica.

Contenido

INTRODUCCIÓN.

Ud. está en riesgo de tener incontinencia. Todos lo estamos, aun estando en excelente estado de salud. Dadas las condiciones (limites fisiológicos) algún factor desencadenante puede causar en cualquier persona un episodio de incontinencia. Y ese episodio puede cambiarle la vida, o por lo menos ser muy inconveniente y avergonzante. La continencia se da por hecha, por garantizada y cuando se pierde, se percibe como la falla de la persona incontinente en la sociedad, ya que no cumple con las expectativas de comportamiento esperadas. Los humanos no se acostumbran a ser incontinentes muy bien, siempre es por lo menos una molestia. En términos evolutivos, no es útil dejar marcas que puedan ser seguidas por sus depredadores.

La incontinencia urinaria (IU) es un síntoma común que se presenta en diferentes enfermedades, afectando a todos los grupos de población, edades y a ambos sexos, aunque es más frecuente en la mujer que en el hombre. Es una patología importante por su frecuencia, gravedad, connotaciones psicológicas, sociales y económicas. Una de cada 30 personas es incontinente. Mujeres, ancianos, niños y pacientes neurológicos presentan ante la incontinencia no sólo un problema médico y social objetivo, sino también una importante alteración psicológica subjetiva, suponiendo para la persona que la padece una limitación que afecta sus actividades del diario vivir. El trabajo puede tener que ser cambiado, la vida social se restringe, la vestimenta cambia, la persona puede verse imposibilitada de hacer ejercicio o deportes y la vida sexual puede desaparecer.

¿Tenemos hoy una solución para la incontinencia? Podemos dar soluciones curativas en muchas ocasiones, ya sea con medicación, o a través de soluciones quirúrgicas. También contamos con tratamientos paliativos que sacan a los pacientes del aislamiento. Siempre se puede hacer algo, sin importar la edad del paciente. Los riesgos y beneficios de las intervenciones tienen que ser discutidos en detalle, y los tratamientos deben ser individualizados al paciente (y no los pacientes acomodados a los tratamientos disponibles).

Es absolutamente necesario que los pacientes con incontinencia urinaria sean co-responsables de su tratamiento, y sean pro-activos respecto a sus cuidados. Esto se logra mediante la información y educación sobre la incontinencia urinaria del paciente, y de todos los responsables de su salud incluyendo: asistentes sociales, auxiliares de enfermería, nurses, médicos y todos los que estén involucrados en los cuidados del incontinente.

Dr. Jorge Clavijo Eisele

Urodinamia e Incontinencia Urinaria en la Práctica Clínica.

Una acción vale más que mil palabras.

Dr. Jorge Clavijo Eisele

CAPÍTULO 1. FISIOLOGÍA DE LA MICCIÓN Y CONTINENCIA.

Dres. Carolina Duarte, Laura Mouro, Edward Eguiluz y Jorge Clavijo.

Para entender la fisiología del ciclo continencia y micción es necesario conocer bien la anatomía del aparato urinario inferior. En especial la vejiga, uretra y glándulas, músculos e innervación relacionados. Los esquemas siguientes lo ayudaran en ese sentido, y cualquier atlas anatómico le dará información adicional.

LA MICCIÓN.

La micción es una función del tracto urinario inferior mediante la cual se consigue el vaciado de la orina, cuando la vejiga ha llegado a su capacidad fisiológica y los condicionamientos sociales y el lugar son adecuados. Fig. 1.

La función vesical normal incluye dos fases claramente diferenciadas: la fase de llenado y la fase de vaciado vesical (micción).

Para considerar que la micción sea normal en una persona adulta, deber ser:

- Voluntaria: significa que se debe poder orinar cuando se quiera.
- Completa: cuando se orina, la vejiga urinaria queda completamente vacía.
- Continua: el chorro urinario normal debe ser seguido, sin intermitencias.
- Satisfactoria: significa que no puede ser desagradable ni dolorosa.
- Interrumpible: que se puede interrumpir voluntariamente cuando se quiere.
- Distanciada: a intervalos en el tiempo socialmente aceptables, aunque ello estará condicionado por la cantidad de ingesta de líquidos.
- Sin componente de esfuerzo abdominal: debe producirse por relajación esfinteriana y contracción del detrusor, sin presión abdominal.
- Diferible: se debe poder posponerla hasta que sea adecuada la ocasión de orinar.

La incontinencia urinaria es consecuencia del fallo de la fase de llenado vesical, bien por causa uretral o por causa vesical.

Para comprender las causas de la incontinencia es preciso establecer cómo se realiza la micción. La relajación del detrusor (músculo de la pared vesical) y el tono de reposo de la uretra (cierre) serán los responsables de la continencia.

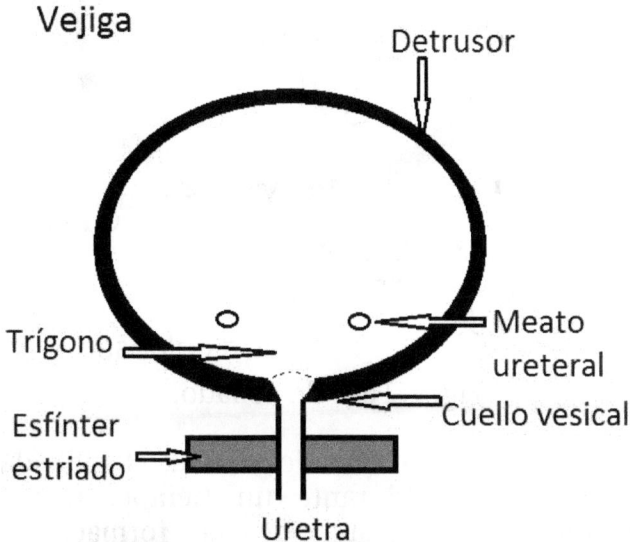

Fig. 1. Aparato urinario bajo.

En la fase de llenado vesical, la vejiga se relaja debido al aumento continuo y paulatino del volumen de orina que le está llegando a través de los uréteres, actuando como un esferoide de calidad elástica, de conducta pasiva y habitualmente no consciente. La uretra mantendrá cerrados sus mecanismos de cierre: cuello vesical (o esfínter interno), esfínter estriado de la uretra (haces peri-uretrales del elevador del ano o pubocoxígeo) y fibras elásticas de la uretra (coaptación pasiva). Fig. 2.

Vejiga

Detrusor
relajado

300-500 ml
orina

Esfínter
estriado
contraído

Cuello vesical
cerrado

Uretra colapsada

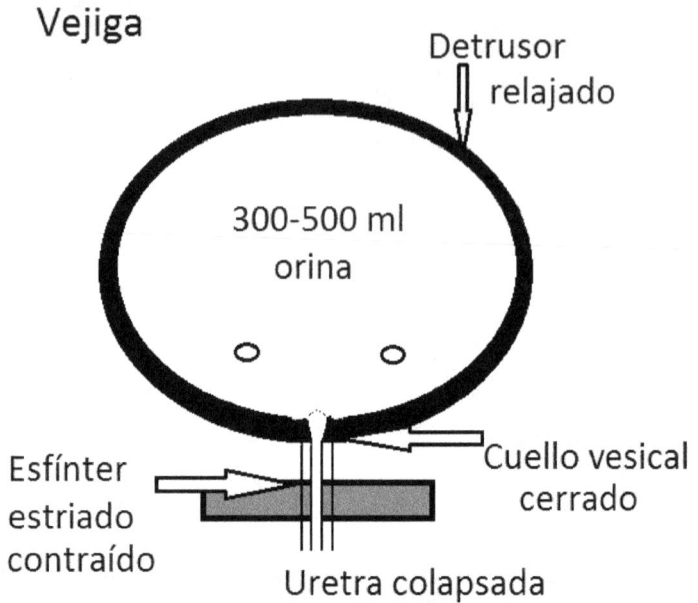

Fig. 2. Fase de llenado.

En la fase de llenado vesical, el individuo retiene su orina durante un tiempo, que es dependiente del ritmo de la formación y evacuación de orina (diuresis) y de circunstancias sociales.

La diuresis depende de factores individuales, como son la ingesta de líquido, la temperatura ambiental (sudoración), el ritmo respiratorio y los ejercicios físicos. Igualmente, la capacidad vesical varía según los individuos, considerándose normal entre 350 y 500 ml (algo mayor en las mujeres). Esta capacidad es menor en los niños, y va a estar en relación con su edad y peso.

El cuello vesical y el esfínter estriado de la uretra permanecen cerrados durante la fase de llenado vesical, mientras que el detrusor se acomoda a su contenido sin que haya un incremento de presión significativo dentro de la vejiga.

Cuando la vejiga alcanza su capacidad fisiológica y la persona no tiene ningún impedimento fisiológico, psicológico ni social, el momento es adecuado para que se produzca la fase de vaciado vesical (micción), en la cual el esfínter estriado se relaja y se contrae el detrusor al tiempo que se relaja el cuello vesical (se abre la uretra proximal).

La micción es un acto voluntario, fisiológico, en el que se necesita la coordinación entre: detrusor, cuello vesical (zona especial del detrusor) y esfínter estriado. La uretra relajada permite el paso de la orina hasta su meato, expulsándola al exterior gracias a la presión producida por la contracción del detrusor. Fig. 3.

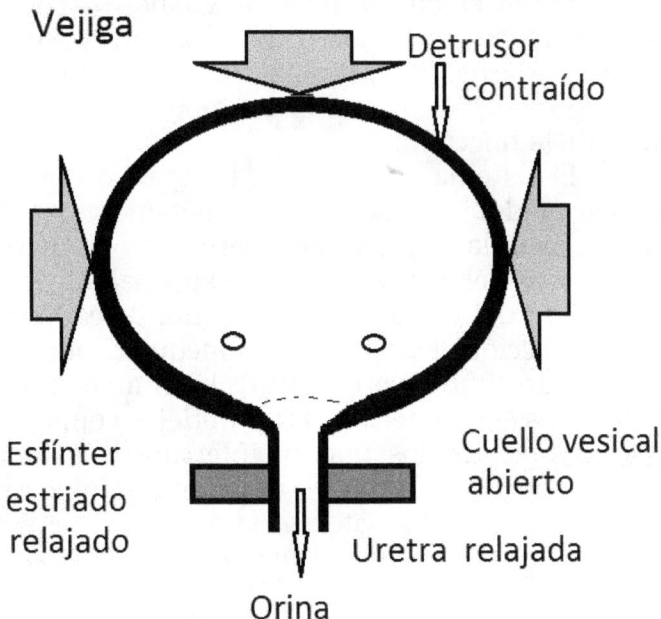

Fig. 3. Fase de micción.

CONTROL NEUROLÓGICO DE LA MICCIÓN.

El sistema nervioso es el encargado del control de la micción. Al igual que en el resto de los otros sistemas del organismo, el sistema nervioso regulará el funcionamiento, en este caso, del tracto urinario inferior. Dentro del funcionamiento del tracto urinario inferior, la fase de llenado involuntaria e inconsciente se produce gracias a la coordinación del sistema nervioso parasimpático y del sistema nervioso simpático. Sólo ante la posibilidad de un escape de orina se pondrá en acción el sistema nervioso somático y voluntario, para contraer más el esfínter estriado, aumentar la resistencia uretral y así evitar la incontinencia. El sistema nervioso voluntario y somático es el que utilizamos cuando cortamos voluntariamente el chorro de la orina (acción no fisiológica, solo se produce en respuesta a un estímulo simpático ante una situación de peligro durante la micción).

El sistema nervioso parasimpático tiene su núcleo medular situado en las metámeras sacras de la médula espinal. Su nervio es el nervio erector o pélvico y es el responsable de la inervación del detrusor y, por tanto, de estimular su contracción. Fig. 4. A nivel medular, núcleo y nervio parasimpático constituyen un arco reflejo. Podríamos entender el arco reflejo como dos semicírculos unidos por un interruptor a donde llegan los estímulos y de donde salen las respuestas, el interruptor sería el núcleo medular y los dos semicírculos, el nervio (fibras eferentes y aferentes).

El sistema nervioso simpático tiene su núcleo medular situado en las últimas metámeras torácicas y primeras lumbares. Su nervio es el nervio hipogástrico y su acción, involuntaria, consiste en controlar la actividad del cuello vesical, manteniéndolo cerrado durante la fase de llenado y simultáneamente relajando el detrusor.

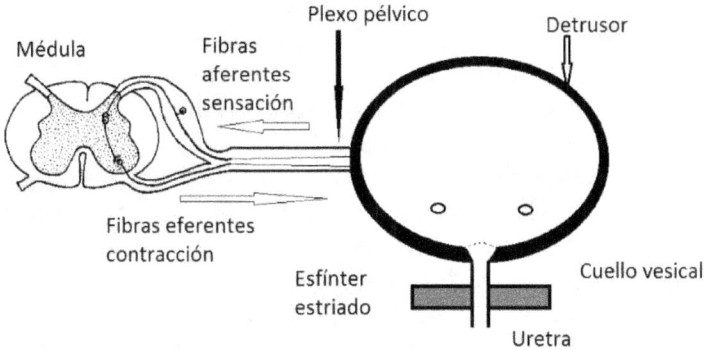

Fig. 4. Parasimpático.

El sistema nervioso somático tiene su núcleo medular situado en el asta anterior de la médula sacra (núcleo de Onuf), su nervio es el pudendo y es el responsable del control del esfínter estriado de la uretra y del esfínter anal (musculo pubocoxígeo o elevador del ano).

Estos tres núcleos y nervios deben actuar coordinados entre sí, tanto en la fase de llenado como en la fase de micción, para llevar a cabo en conjunto una función correcta, pero sobre ésta incide el control voluntario que ejerce la corteza cerebral a través de su control sobre el núcleo pontino (mesencéfalo).

Los núcleos que controlan la micción son:

- Núcleo simpático: plexo hipogástrico (D10-L3) inerva el esfínter interno (cuello vesical).
- Núcleo parasimpático: plexo pélvico (S2-S3-S4) inerva el detrusor (núcleo de Budge).

- Núcleo somático: nervio pudendo (S3-S4) inerva el esfínter estriado (elevador del ano).

El detrusor, gracias a sus fibras elásticas, se acomoda (distiende) durante la fase de llenado en la cual se produce un incremento progresivo del volumen de orina en la vejiga, sin que exista un aumento significativo de la presión, motivo por el cual la persona no nota ninguna sensación (deseo miccional inicial) hasta alcanzar su capacidad fisiológica de distensión. Cuando la vejiga llega a su capacidad fisiológica funcional, la sensación de repleción vesical (deseo de orinar) viaja por las vías sensitivas del nervio erector (o pélvico) hasta las metámeras S2-S3-S4 de la médula. A este nivel, la sensación o deseo, penetra por las astas posteriores y se dirige al núcleo parasimpático (situado en el asta intermedio lateral). En el núcleo intermedio lateral de la medula sacra este estímulo produce una respuesta motora, que sale por las astas anteriores, y por el mismo nervio pélvico se dirige a la vejiga. A nivel vesical este estimulo nervioso hace contraer al detrusor durante la fase de vaciado. El cuello vesical, por la disposición anatómica de sus fibras se abre durante la contracción del detrusor lo cual es facilitado por su inervación simpática (nervio hipogástrico) que lo relaja simultáneamente con la contracción del detrusor (cesa el tono simpático de cierre del cuello vesical). El detrusor, como todo musculo liso, se contrae en forma global y progresiva, elevando moderadamente la presión intravesical (menos de 40 cm H2O) y vaciando el contenido vesical. Fig. 5.

El esfínter estriado de la uretra posee fibras de músculo estriado, estando controlado por el sistema nervioso central a través del núcleo y nervio pudendo. El esfínter tiene fibras tónicas, que mantienen un tono basal que forma parte del mecanismo de cierre uretral, y fibras fásicas, que solo se activan ante la posibilidad de una pérdida de orina. La actividad del esfínter estriado es voluntaria (como la de sus cuádriceps). Cuando se introduce una pequeña cantidad de orina en la uretra posterior, las fibras sensitivas del nervio pudendo llevan información a su núcleo situado en el asta anterior de la médula, de la que saldrá el estímulo de contracción del esfínter (fibras fásicas), para evitar el escape no deseado de orina. Estos tres núcleos y nervios medulares deben actuar con sincronía y coordinación, a fin de mantener una correcta actividad durante las fases de llenado y micción.

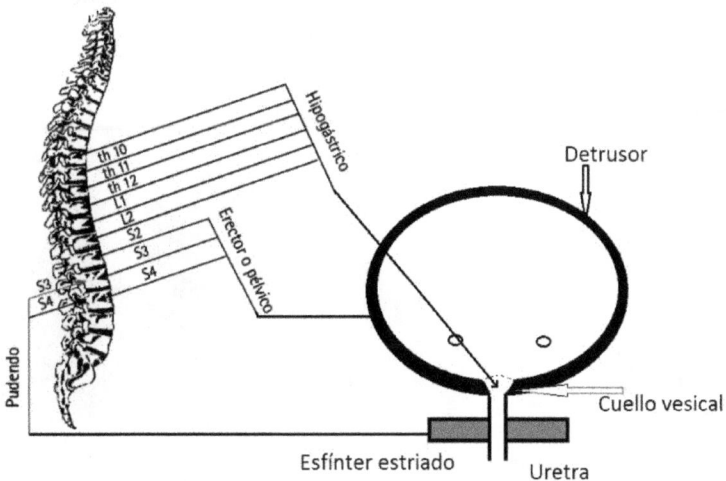

Fig. 5. Núcleos de control miccional.

Durante la fase de llenado (continencia), el sistema simpático está activado, consiguiendo, así, el cierre del cuello vesical (efecto alfa) y la relajación del detrusor (efecto beta); el parasimpático está inactivo, permitiendo la relajación del detrusor durante el llenado. El nervio pudendo sólo se activará en el momento en que la continencia esté amenazada (fibras fásicas). Se puede decir que el responsable de la continencia es el sistema simpático, por su acción a nivel del cuello vesical y el detrusor; el responsable de la continencia activa (ante una urgencia) es el pudendo, por acción voluntaria y consciente sobre el esfínter estriado, cuando se tiene la sensación de micción inminente.

Durante la micción se produce, en primer lugar, la relajación del esfínter estriado (fibras tónicas), disminuyendo la actividad el nervio y el núcleo pudendo, seguido de la activación parasimpática (contracción del detrusor), simultánea a la relajación simpática (apertura del cuello vesical); lógicamente, antes de contraerse la vejiga, la uretra debe estar abierta.

COORDINACIÓN DE LA MICCIÓN.

Durante la fase de llenado vesical, el cuello vesical y el esfínter estriado permanecerán cerrados para evitar la salida de orina por la uretra. Cuando la vejiga ha alcanzado su capacidad fisiológica antes de que se contraiga el detrusor, se relaja el esfínter estriado y el cuello vesical se abre simultáneamente a la contracción del detrusor. La coordinación requerida de los núcleos medulares para que la micción se realice en forma normal la realiza un centro, denominado núcleo miccional pontino, o núcleo de coordinación de la micción (centro de Barrington). Fig. 6.

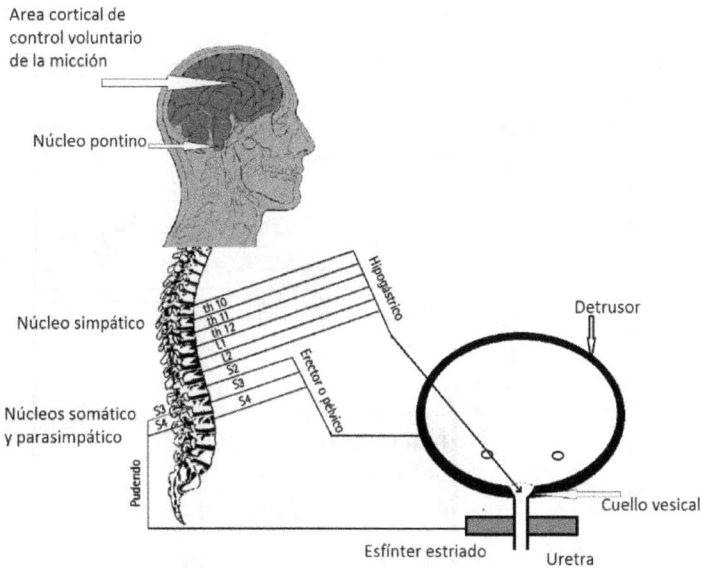

Fig. 6. Áreas de coordinación de la micción.

Esta coordinación va a impedir que los núcleos medulares de la micción actúen como centros independientes. Si esto ocurriera, se produciría la contracción del detrusor, estando los esfínteres cerrados produciendo una situación de micción obstructiva o, por el contrario, se podrían relajar los esfínteres durante la fase de llenado sin que hubiera contracción del detrusor, produciendo la incontinencia. Para que exista esta coordinación es preciso que todas las estructuras nerviosas responsables de la continencia y micción estén integradas. La sincronía se consigue gracias a la regulación (activación o inhibición) que sobre los núcleos simpáticos, parasimpáticos y pudendo ejerce el núcleo pontino situado en el mesencéfalo. Es necesaria, para una función correcta, no sólo la integridad de nervios y núcleos, sino también la de las vías medulares (dentro de la medula espinal) que conectan entre sí estos núcleos. Fig. 7.

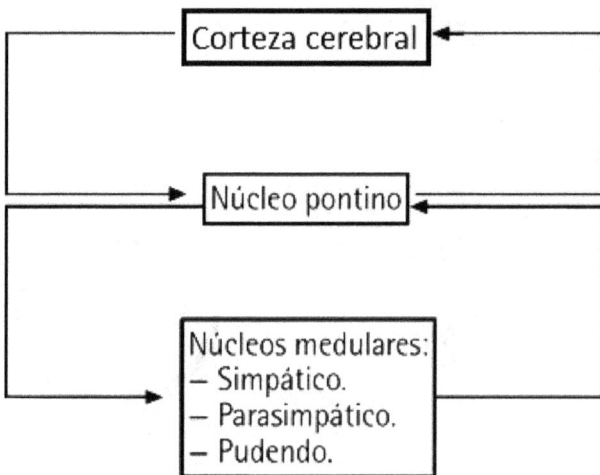

Fig. 7. Niveles de control miccional.

El núcleo pontino informa a la corteza cerebral del llenado vesical y la necesidad de micción se controla (pospone) por inhibición del reflejo miccional hasta que el acto miccional se pueda realizar en forma conveniente. Así, cuando las circunstancias no son adecuadas, ante el deseo de orinar, podemos voluntariamente, impedir el reflejo miccional. Esto se consigue mediante estímulos generados en la corteza prefrontal que llegan al núcleo pontino, el cual inhibe los núcleos medulares impidiendo una micción refleja. Fig. 8.

Corteza cerebral ↓ Control ▼ voluntario Núcleo pontino ↓ coordinación ▼	Cuerpos vertebrales	Metámeras medulares	Inervación	Efectores
Núcleo simpático	D7-D10	D10-L3	Plexo hipogástrico	Cuello vesical
Núcleo parasimpático	D12-L1	S2-S3-S4	Plexo pudendo	Detrusor

Fig. 8. Control voluntario de la micción.

La continencia es la capacidad de una persona para diferir la micción hasta el momento en el que pueda vaciar su vejiga en el lugar y momento adecuados.

MECANISMOS DE CONTINENCIA.

Para mantener la continencia, la musculatura lisa del detrusor tiene que adaptarse a un volumen significativo de orina. El esfínter interno (cuello vesical) evita que salga la orina. Si se ejerce una presión adicional sobre la vejiga, el esfínter estriado y la musculatura estriada del suelo pélvico ayudan a mantener la continencia (aumentan más la resistencia uretral). Durante la fase de llenado, la presión en la uretra es muy superior a la de la vejiga, por lo que la orina permanece dentro de la misma (vejiga). Durante la micción la presión de la uretra disminuye por la relajación de los músculos esfinterianos. Se contrae el detrusor e inicia la micción, ya que la presión vesical es mayor que la presión de cierre uretral (PCU). Se produce incontinencia siempre que la presión dentro de la vejiga es superior a la presión en la uretra, es decir, cuando la PCU es negativa.

- PCU = Presión uretral (PU) - Presión intravesical (P. Ves)
- Presión intravesical (P. ves) > Presión uretral (PU) = micción o incontinencia
- Presión uretral (PU) > Presión intravesical (P. ves) = llenado o retención

La presencia de prolapso (distopías genitales) y alteraciones en los músculos pélvicos en las mujeres hace que los músculos y fascias pélvicas no sean capaces de prevenir la incontinencia durante los esfuerzos (el tono y la contracción fásica no son eficientes). El prolapso vesical (cistocele) y uretral (uretrocele) ubican a los órganos afectados fuera del área donde se produce un aumento de presión de cierre uretral capaz de mantener la continencia. Las causas de los prolapsos son variadas (y discutidas), pero es un problema benigno y en muchos casos prevenible. El prolapso produce una alteración anatómica que debe ser corregida junto o preferentemente antes que la incontinencia. Es prácticamente imposible lograr una función normal con una anatomía anormal.

En los hombres, el daño al esfínter estriado y su inervación durante las operaciones prostáticas produce similares consecuencias funcionales.

NEURORRECEPTORES Y NEUROTRANSMISORES DEL TRACTO URINARIO.

La transmisión sináptica del sistema nervioso central, periférico y autónomo está mediada por los neurotransmisores. Tiene especial importancia conocer cuáles son los neurotransmisores de toda la actividad del tracto urinario inferior con el fin de poder actuar a través de fármacos sobre sus funciones. La transmisión sináptica entre las fibras pre-ganglionares, tanto en el simpático como en el parasimpático, se realiza por medio de la acetilcolina (receptores nicotínicos). La neuro-transmisión entre los axones terminales (pos-ganglionares) y el músculo liso se hace por la acetilcolina sólo en el parasimpático (receptores muscarínicos) y por la noradrenalina en el simpático. Para distinguir entre la acción de la acetilcolina a nivel ganglionar y a nivel muscular, se han creado los términos de efecto nicotínico (ganglionar) y efecto muscarínico (muscular). A su vez, la respuesta motivada por la noradrenalina no es siempre la misma, variando en distintos órganos, es en unos casos estimuladora y contráctil (cuello vesical, receptores alfa), y en otros inhibidora y relajante (detrusor, receptores beta), esta diferencia es debida a la existencia de receptores de distinto tipo. Los receptores situados en la vejiga, cuello y esfínter externo (estriado), son unas estructuras celulares específicas que se unen a los neurotransmisores e interactúan con ellos produciendo la respuesta necesaria. Fig. 10.

En la vejiga se han descrito multitud de receptores farmacológicos; no obstante, los que nos interesan desde el punto de vista de la micción y la continencia urinaria son los receptores adrenérgicos y los colinérgicos. La distribución de los receptores sigue el siguiente esquema: los receptores parasimpáticos colinérgicos y los beta-adrenérgicos predominan en el cuerpo vesical donde los alfa-receptores tienen escasa o nula presencia. Los alfa-receptores adrenérgicos predominan en la base, cuello vesical y uretra donde también existen, en mucha menor proporción, receptores beta-adrenérgicos y colinérgicos. Fig. 9.

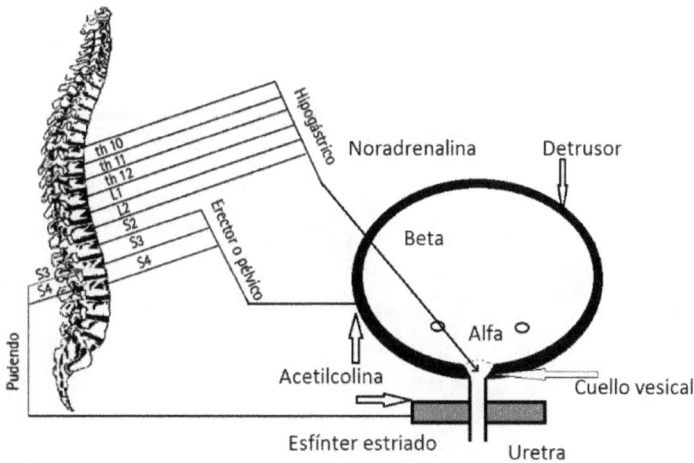

Fig. 9. Distribución de los receptores en los diferentes niveles.

Los receptores colinérgicos están presentes en toda la vejiga y uretra, pero son especialmente numerosos en el cuerpo vesical.

TEJIDO	RECEPTORES	EFECTO
Detrusor	Colinérgicos muscarínicos	Contracción del detrusor
Detrusor	Adrenérgicos beta	Relajación del detrusor
Cuello vesical	Adrenérgicos alfa	Contracción del cuello vesical
Esfínter estriado	Colinérgicos nicotínicos	Contracción del esfínter estriado

Fig. 10. Distribución de receptores y sus efectos.

DESARROLLO DE LA CONTINENCIA.

Durante el primer año de vida la micción se desencadena no sólo cuando la vejiga llega al límite de su capacidad fisiológica, sino también por cualquier estímulo sensorial externo capaz de producir la contracción refleja del detrusor y la relajación del cuello vesical y del esfínter estriado. No obstante, algunos estudios han demostrado que el sistema nervioso central también interviene en el control esfinteriano desde la edad fetal. Se ha demostrado que incluso en recién nacidos la vejiga está generalmente en reposo y no se orina durante el sueño; esta inhibición del detrusor durante el sueño se ha objetivado incluso en niños con hiperactividad diurna. En el periodo de la vida previo al control miccional la micción es generalmente automática, involuntaria y coordinada. No hay en esta etapa una maduración de las vías de control desde la corteza cerebral al núcleo miccional pontino (núcleo coordinador de Barrington). Este núcleo funciona, pero no es regulado por la corteza cerebral. Las presiones miccionales son mayores en niños que en adultos. También existen diferencias entre los sexos: los niños alcanzan presiones de micción de 118 cm de agua y las niñas de 75. Estas presiones disminuyen con la edad. También se ha objetivado mediante video-urodinamia que hasta el 70% de los niños de 3 años tienen patrones de vaciado intermitentes, que tienden a desaparecer con la edad y que reflejan el grado de maduración progresiva en la coordinación vesico-esfinteriana.

Entre el primer y segundo año, se desarrolla la sensación consciente de llenado vesical. La facilidad de vaciar o evitar la contracción vesical a distintos volúmenes de llenado se adquiere durante el tercer año de vida. La inhibición de la corteza cerebral sobre el núcleo coordinador miccional pontino es crucial para alcanzar la continencia. A través de un proceso de aprendizaje activo, el niño adquiere la voluntad de inhibir o posponer la micción hasta que se considere aceptable. Desde el nacimiento hasta alcanzar los patrones de micción del adulto es necesario un sistema nervioso intacto que permita controlar la unidad vesico-esfinteriana además de un progresivo aumento de la capacidad vesical. Todo esto se alcanza de los 3 a los 5 años, cuando el niño se mantiene seco, tanto de noche como de día.

El control miccional es complejo e involucra varias áreas del sistema nervioso central, periférico y del aparato urinario.

La falta de control miccional durante la noche se denomina Enuresis. Está presente en el 20% de los niños a los 4 años y en el 10% a los 8 años.

INCONTINENCIA URINARIA (IU).

La incontinencia urinaria es la pérdida involuntaria de orina.

Esto puede significar para la persona que lo sufre un problema higiénico, social y psíquico y una importante limitación de su actividad laboral, educacional e individual. Este problema, presente en todas las edades y en ambos sexos, tiene una incidencia similar entre niños y niñas, pasando en la madurez a ser mucho más frecuente en mujeres que en hombres. A partir de los sesenta y cinco años la incidencia y prevalencia de la incontinencia en la población se incrementa de forma paralela y acelerada con los años, tendiendo a igualarse las diferencias previamente existentes entre ambos sexos. La incontinencia en sí no es una enfermedad, sino una consecuencia de la alteración de la fase de llenado vesical, que se presenta en diversas enfermedades, en la que el paciente refiere como síntoma la pérdida de orina, que, a su vez, el médico o la enfermera pueden verificar y objetivarla como signo. La incontinencia urinaria puede ser:

- Un síntoma: el síntoma implica, como refiere el paciente, la pérdida de orina.
- Un signo: es la demostración objetiva de la pérdida de orina.
- Una alteración fisiológica: la demostración Urodinámica de la causa.

La incontinencia como síntoma:
— De urgencia: es la pérdida involuntaria de orina asociada a un fuerte deseo de orinar (urgencia).
— De esfuerzo: el síntoma indica que el paciente experimenta pérdidas involuntarias de orina en

relación con los movimientos y el aumento de presión intra-abdominal.

— Inconsciente: la incontinencia puede ocurrir en ausencia de urgencia y sin reconocimiento consciente de la pérdida de orina.

— Enuresis: se usa para denominar la incontinencia durante el sueño.

— Goteo post-miccional e incontinencia continua: denotan otras formas sintomáticas de incontinencia ligadas a la pérdida de orina tras la micción, o al goteo continuo.

La incontinencia como signo:

La pérdida de orina se objetiva simultáneamente a un ejercicio físico o movimiento en la incontinencia de esfuerzo (se solicita al paciente realizar esfuerzo de tos o contracción abdominal a glotis cerrada – maniobra de Valsalva). El goteo post-miccional y la incontinencia continua son también objetivables. La incontinencia extra uretral es sinónimo de fistula urinaria.

La incontinencia como alteración:

Los estudios complementarios, y en especial la urodinamia indican dónde está la causa responsable de la incontinencia en el tracto urinario inferior.

— Incontinencia de esfuerzo: es la pérdida de orina que ocurre cuando, en ausencia de contracción del detrusor, la presión intravesical excede a la presión uretral. Se produce por incompetencia del mecanismo de cierre uretral.

— Incontinencia por hiperactividad del detrusor (HD): es la pérdida de orina por la contracción involuntaria (CI) de la vejiga en fase de llenado.

— Incontinencia por rebosamiento: es la pérdida de orina asociada a hiper-distensión de la vejiga.

Por definición es una retención completa de orina (etiología).

La incontinencia es la consecuencia de una enfermedad y no una enfermedad en si misma; este hecho resulta directa e indirectamente negativo para su estudio y solución. En la actualidad, se está trabajando para que la Organización Mundial de la Salud reconozca a la incontinencia como enfermedad y no como una alteración del estado de salud, que es la situación actual.

Causas de la incontinencia urinaria:
1. Las causas del detrusor hiperactivo incluyen:
· Hiperactividad idiopática si no existe una causa neurológica demostrable.
· Hiperactividad neurogénica o hiperreflexia en presencia de enfermedad neurológica.
· Irritación e inflamación de la vejiga por fuentes infecciosas, cancerosas, químicas, radioterapicas y mecánicas.

2.Causas de incompetencia del sistema de cierre uretral:
· Falla del esfínter estriado y de la musculatura pélvica por daño neurológico o daño muscular.
· Falla del cuello vesical por relajación inadecuada o lesión anatómica.
· Falta de coaptación uretral. En las mujeres, la deficiencia intrínseca del esfínter uretral se asocia comúnmente con múltiples procedimientos quirúrgicos contra la incontinencia, así como con hipoestrogenismo y envejecimiento. Los pacientes suelen tener pérdidas de forma continua o con un esfuerzo mínimo. Durante la cistoscopia, la uretra puede es mas breve, con el cuello de la vejiga abierto, el área del esfínter estriado es corta y no se contrae mucho al pedirle al paciente que tosa.

La uretra en general ha perdido su elásticidad y capacidad de cerrarse cuando en el cistoscopio se cierra el lavado, dando la apariencia rígida y no colapsable de "caño de plomo". Pueden obtenerse hallazgos similares mediante un cistouretrograma bien realizado. En estudios urodinámicos es una forma grave de incontinencia urinaria de esfuerzo, equiparándola a la incontinencia urinaria de esfuerzo de tipo III definida como una presión de perdida de Valsalva inferior a 60 cm H2O.

· Falta de soporte uretral normal durante las maniobras de esfuerzo.

3. Por combinación de los mecanismos anteriores.

Terminología.
Se usa la terminología de la Sociedad Internacional de Continencia (ICS).

Síntomas del tracto urinario inferior (STUI).
Los síntomas son el indicador subjetivo tal y como lo percibe el paciente, su cuidador o pareja y que pueden inducir a una consulta. Los síntomas pueden ser el motivo específico de la consulta o aparecer durante la anamnesis.
Síntomas de llenado:
— Frecuencia diurna aumentada: es la percepción del paciente de que sus micciones son muy frecuentes durante el día. Este término es equivalente a polaquiuria.
— Nocturia: cuando el individuo se queja de que precisa despertarse durante la noche una o más veces para orinar.
— Urgencia: cuando el paciente se queja de la aparición súbita de un deseo miccional claro e intenso difícil de posponer.

— Incontinencia urinaria: es la manifestación por parte del paciente de escape de orina. En cada situación concreta, la incontinencia urinaria debería ser descrita además especificando los factores relevantes, como el tipo, frecuencia, severidad, factores desencadenantes, impacto social, efecto sobre la higiene y calidad de vida, las medidas utilizadas para manejar las pérdidas, y si el paciente desea o no ayuda para su incontinencia urinaria.

— Incontinencia urinaria de esfuerzo (IUE): es la percepción del escape de orina con el esfuerzo (tos, estornudos, etc.).

— Incontinencia urinaria de urgencia (IUU): es la pérdida involuntaria de orina acompañada o inmediatamente precedida de urgencia.

— Incontinencia urinaria mixta (IUM): es la percepción de la pérdida involuntaria de orina asociada tanto a la urgencia como al esfuerzo.

— Incontinencia urinaria continua: es la pérdida de orina permanente.

— Otros tipos de incontinencia urinaria pueden ocurrir en determinadas situaciones, por ejemplo la incontinencia durante la relación sexual, o la incontinencia con la risa. Incontinencia funcional es el nombre dado a la incontinencia urinaria donde no hay alteraciones en el sistema nervioso (que controla la vejiga) o el tracto urinario inferior. Un ejemplo es la incontinencia porque no se puede llegar al baño, debido a escasa movilidad. Fig. 11.

Los síntomas miccionales (o de vaciado) pueden acompañar la incontinencia e incluyen chorro débil y lento, intermitente, dificultad para el inicio, sensación de vaciado incompleto (tenesmo), etc.

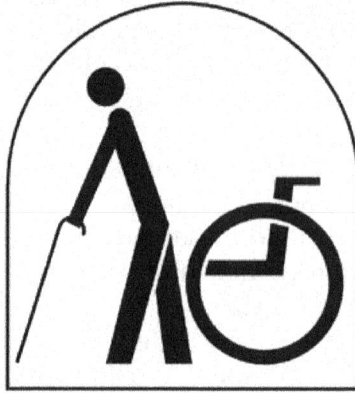

Fig. 11. Reducción de la movilidad.

Signos sugestivos de disfunción del tracto urinario inferior (DTUI).

Los signos son los indicadores objetivos de enfermedad observados por el médico, incluyendo maniobras simples para verificar y cuantificar los síntomas. Las tablas de frecuencia/volumen (diario miccional), el número de absorbentes o protectores diarios y cuestionarios validados de síntomas y calidad de vida (IPSS, AUASI, ICIQ, UDI-6, etc.) son ejemplos de otros instrumentos que deben ser utilizados para verificar y cuantificar los síntomas.

Síndromes de los síntomas sugestivos de disfunción del TUI.

— Síndrome de la vejiga hiperactiva (VH), síndrome de urgencia o síndrome de urgencia-frecuencia es la presencia de urgencia con o sin incontinencia, usualmente asociada a frecuencia y nocturia. Estas combinaciones de síntomas son sugestivas de hiperactividad del detrusor (contracción involuntaria del detrusor, durante la fase de llenado vesical).

BIBLIOGRAFÍA.

1. Incontinencia urinaria: conceptos útiles para Atención Primaria. Martínez Agulló E, Albert Torne R, Bernabé Corral B. Indas; 1998. p. 19-42.
2. Neurofisiología de la micción. Martínez Agulló E, Conejero Sugrañes J, Garriga i Calatayud J. En: Libro blanco de la incontinencia urinaria en España. Ed. Ministerio de Sanidad y Consumo, Secretaría General Técnica; 1991. p. 1-6.
3. Consenso sobre terminología y conceptos de la Función del Tracto Urinario Inferior. Grupo de Urodinámica Español y de Sinug. Actas Urol Esp 2005; 29: 16-30.
4. Giggle incontinence: micción patológica durante la risa. Fernández, W., Clavijo, J. Lab. de Neuro-urología. Depto. de Urología. Hosp. de Clínicas. Montevideo. I Congreso Ibero-Americano de Neuro-urología y Uro-ginecología. Punta Del Este. Uruguay. 1989.
5. Incontinencia Urinaria. Fernandez-Gomez W, Pereyra-Flores W, Costabel G, Clavijo J, Nallem J, Montero D. Cuad. Urol. Urug. p 1-5, 1993.

Utilice este diario para registrar lo que bebe, y apuntar el volumen que orina cada vez que utilice el baño. Usted puede medir el volumen de orina fácilmente con el uso de un recipiente medidor. Anote cada vez que sienta gran urgencia para orinar, o cuando tenga alguna pérdida de orina. Esta información ayudará a su médico a entender mejor su sintomatología.

En este ejemplo se ilustra cómo se debe rellenar este diario. Utilice una hoja distinta para cada día.

Fecha:		Hora a la que me levanté:		Hora a la que me acosté:

Hora	Bebida (Tipo y cantidad)	Volumen de orina (ml)	¿Sintió una gran urgencia para orinar?	¿Sufrió pérdida de orina?
Ejemplo	Taza de café — 200ml	500ml	(Sí) No	Sí (No)
06:00			Sí No	Sí No
07:00			Sí No	Sí No
08:00			Sí No	Sí No
09:00			Sí No	Sí No
10:00			Sí No	Sí No
11:00			Sí No	Sí No
12:00			Sí No	Sí No
13:00			Sí No	Sí No
14:00			Sí No	Sí No
15:00			Sí No	Sí No
16:00			Sí No	Sí No
17:00			Sí No	Sí No
18:00			Sí No	Sí No
19:00			Sí No	Sí No
20:00			Sí No	Sí No
21:00			Sí No	Sí No
22:00			Sí No	Sí No
23:00			Sí No	Sí No
00:00			Sí No	Sí No
01:00			Sí No	Sí No
02:00			Sí No	Sí No
03:00			Sí No	Sí No
04:00			Sí No	Sí No
05:00			Sí No	Sí No

1

---

[1]　Disponible en www.uroweb.org.

EVALUACION DE SÍNTOMAS URINARIOS (AUA SYMPTOM SCORE)

Nombre: _____ Fecha: _____

Haga un círculo en el número que aplica mejor a usted por cada pregunta.	NUNCA	MENOS DE 1 VEZ EN 5	MENOS DE LA MITAD DE LAS VECES	APROX. LA MITAD DE LAS VECES	MAS DE LA MITAD DE LAS VECES	CASI SIEMPRE
1. VACIADO INCOMPLETO Durante el último mes aproximadamente, ¿qué tan frecuentemente ha tenido la sensación de que la vejiga no se ha vaciado por complete al terminar de orinar?	0	1	2	3	4	5
2. FRECUENCIA Durante el último mes aproximadamente, ¿qué tan frecuentemente ha tenido la que orinar otra vez menos de dos horas después de haber terminar de orinar?	0	1	2	3	4	5
3. INTERMITENCIA Durante el último mes aproximadamente, ¿qué tan frecuentemente ha tenido que interrumpir el orinar y empezar de nuevo varias veces?	0	1	2	3	4	5
4. URGENCIA Durante el último mes aproximadamente, ¿qué tan frecuentemente le ha sido difícil aguantarse las ganas de orinar?	0	1	2	3	4	5
5. CHORRO DÉBIL Durante el último mes aproximadamente, ¿qué tan frecuentemente ha tenido un chorro débil al orinar?	0	1	2	3	4	5
6. ESFUERZO Durante el último mes aproximadamente, ¿qué tan frecuentemente ha tenido que pujar o esforzarse para empezar a orinar?	0	1	2	3	4	5
7. NOCTURIA Durante el último mes aproximadamente, ¿cuántas veces típicamente se tuvo que levantar para orinar entre la hora que se acostó en la noche y la hora que se levantó en la mañana?	0 VECES 0	1 VEZ 1	2 VECES 2	3 VECES 3	4 VECES 4	5 VECES O MÁS 5

Sume la puntuación de cada respuesta y anote el total en el espacio a la derecha.

SÍNTOMAS DE ACUERDO A LA PUNTACIÓN OBTENIDA = 1-7 Leves   8-19 Moderados   20-35 Severos   TOTAL _____

CALIDAD DE VIDA:
¿Cómo se sentiría si tuviera que vivir con su padecimiento urinario tal y como le afecta actualmente, es decir sin que se mejore o se empeore, durante el resto de su vida?

		MUY SATISFECHO		MUY INSATISFECHO		
ENCANTADO	FELIZ	SATISFECHO	NEUTRAL	INSATISFECHO	INFELIZ	TERRIBLE
0	1	2	3	4	5	6

Cuestionario IPSS/AUASI, versión en español.

UDI-6: Indique si tiene los siguientes problemas y, si es así, cuánto le molestan:

1. La necesidad de orinar frecuentemente
2. Pérdidas de orina unidas a una sensación de urgencia (necesidad urgente de ir al WC)
3. Pérdidas de orina cuando realiza una actividad física, estornuda o tose
4. Pérdida de orina en pequeñas cantidades (es decir, gotas)
5. Dificultad para vaciar su vejiga
6. Dolor o incomodidad en la parte inferior del abdomen o en la zona genital

«nada», «poco», «moderadamente», «mucho»

Cuestionario UDI-6. Escala de 0 a 4 (total 0 a 24). Informar X/24, o porcentaje. Analizar cada área (síntomas de hiperactividad, ítems 1 y 2; síntomas de esfuerzo, ítems 3 y 4; y síntomas de obstrucción/dolor ítems 5 y 6) por separado.[2]

---

[2]   Ruiz de Viñaspre Hernández Regina, Tomás Aznar Concepción, Rubio Aranda Encarnación. Validación de la versión española de las formas cortas del Urogenital Distress Inventory (UDI-6) y del Incontinence Impact Questionnaire (IIQ-7) en mujeres embarazadas. Gac Sanit [revista en la Internet]. 2011 Oct [citado 2016 Ene 22] ; 25(5): 379-384.

CAPÍTULO 2. DIAGNÓSTICO DE LA INCONTINENCIA URINARIA.

Dres. Ricardo Pou y Jorge Clavijo.

La incontinencia urinaria (IU) se define como la pérdida involuntaria de la orina a través de la uretra, que se puede demostrar objetivamente y supone un problema social e higiénico.

El proceso de diagnóstico deberá ser sistemático, pues del mismo dependerá el tratamiento que se recomiende. La incontinencia es más frecuente en mujeres, su prevalencia aumenta con la edad y en edades avanzadas de la vida se tienden a equiparar los hombres a las mujeres.

Prevalencia de la incontinencia.
Sexo:
- Mujeres   16,1%
- Hombres   14,5%

Edad:
- 65-74 años   13,3%
- 75-84 años   16,3%
- +84 años   26,3%

Clásicamente los grupos prevalentes afectados de incontinencia urinaria son (Fig. 12):
— Niños/as enuréticos.
— Mujeres adultas en edad laboral multíparas.

— Pacientes geriátricos, tanto hombres como mujeres, por los efectos del proceso de envejecimiento, en general, y las disfunciones de la vejiga, de la movilidad y de la función renal.

— Pacientes neurológicos con disfunción miccional neurógena secundaria a Parkinson, accidente vasculo-cerebral, lesiones medulares, esclerosis múltiple, y otras neuropatías que pueden presentar cualquiera de los diferentes tipos de incontinencia.

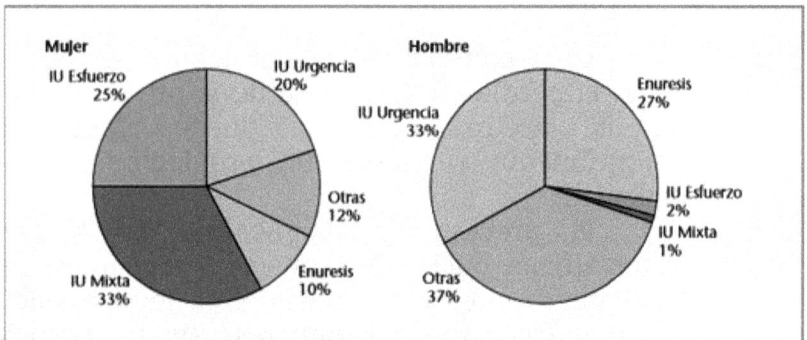

Fig. 12. Tipos de incontinencia por sexo. Según Carretero-Colmer M.

Debemos recordar que la incontinencia tiene una serie de factores de riesgo (FR) que favorecen su aparición y sobre los que, en ocasiones (en los modificables), podremos incidir para mejorar la continencia del paciente.

Factores de riesgo de la incontinencia. Fig. 13.
Factores modificables:
• Distopías genitales (prolapsos).
• Infección urinaria, estreñimiento.
• Tabaquismo, alcoholismo.
• Obesidad.
• Fármacos.

- Enfermedades concomitantes (DM, HTA, EPOC).
- Alto consumo de cafeína.

Factores no modificables:
- Edad.
- Partos previos.
- Histerectomía.
- Menopausia.
- Cirugías pélvicas previas.
- Raza blanca.
- Sexo femenino.

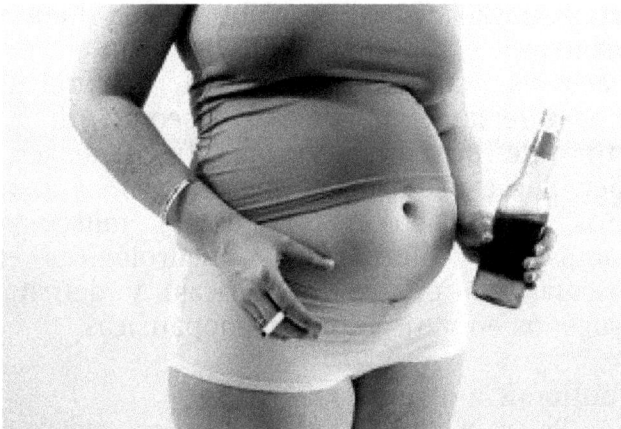

Fig. 13. Factores de riesgo de incontinencia: sexo, raza blanca, embarazos y partos, tabaquismo, alcoholismo, obesidad.

CLASIFICACIÓN CLÍNICA.

Básicamente, existen cuatro tipos de incontinencia urinaria según su presentación clínica: la incontinencia de esfuerzo, la de urgencia, la incontinencia mixta y la incontinencia por rebosamiento. Una primera orientación la obtendremos mediante el cuestionario ICIQ.

Incontinencia de esfuerzo.

Es la pérdida de orina causada por aumento de la presión intra-abdominal, como sucede con la tos, la risa, la maniobra de Valsalva o el esfuerzo físico. Se debe a una falla del mecanismo de cierre uretral ante estas situaciones, con una actividad del detrusor normal. Previamente no existe deseo de orinar. Es el tipo de incontinencia más frecuente en la mujer. Sus causas son la obesidad, embarazos y partos, fármacos relajantes musculares, tabaquismo, enfermedades neurológicas (en particular neuropatías periféricas) y déficit de estrógenos en mujeres postmenopáusicas.

Incontinencia de urgencia.

Se trata de la incontinencia precedida por un intenso y repentino deseo de orinar, del que el paciente es consciente. En muchos casos la pérdida de orina se origina en su camino al baño. Normalmente se debe a la contracción involuntaria del detrusor, que sólo se puede objetivar con un estudio urodinámico. Como causantes, tenemos las enfermedades del SNC (o SNP), antecedentes de cirugía urológica y enfermedades de vecindad (litiasis, infección de orina, fecaloma, diverticulitis). La urgencia sola o la simple polaquiuria (sin necesariamente urgencia) se conoce actualmente con el nombre de vejiga hiperactiva (VH), que implica más de 9 micciones al día con ingesta normal de líquidos. La prevalencia del SVH es elevada y aumenta con la edad. Un estudio epidemiológico europeo determinó que la prevalencia total del SVH oscilaba entre el 12% y el 22% en personas de 40 o más años de edad

Incontinencia mixta.

Es la pérdida de orina involuntaria acompañada de síntomas tanto de incontinencia de esfuerzo como de incontinencia de urgencia. Se debe a la hiperactividad del detrusor combinada con la disfunción del mecanismo de cierre uretral. Es muy típica en mujeres mayores y ancianos con STUI (prostáticos).

Incontinencia por rebosamiento.

Es la pérdida de orina causada por una vejiga distendida, con una gran presión intravesical que supera la presión uretral, a pesar del correcto funcionamiento de los sistemas esfinterianos. Se produce por dos mecanismos: obstrucción infra-vesical (como la hipertrofia benigna de próstata) o hipo-actividad contráctil del detrusor (básicamente por alteraciones neurológicas, diabetes mellitus -DM- o fármacos).

Existen otras formas de incontinencia mucho menos frecuentes como la **incontinencia transitoria** en los pacientes geriátricos, que se debe a factores puntuales, nemotecnia en inglés **DIAPPERS**: Delirio, Infección urinaria, Atrofia vaginal, Poli-medicados, Psicológicas, Exceso de líquidos, Restricción de la movilidad, impactación fecal (Stool). Fig. 14. También la incontinencia durante el coito o el orgasmo y la incontinencia a la risa (giggle incontinence).

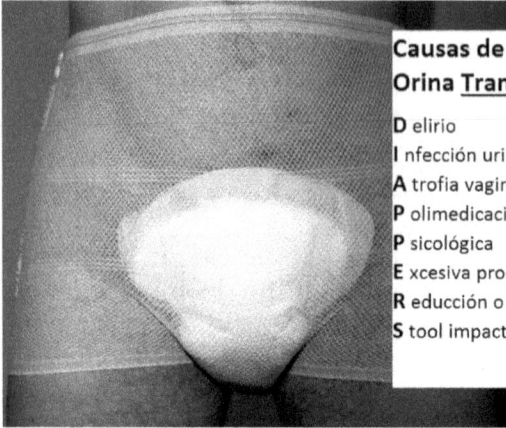

Causas de Incontinencia de Orina Transitoria.

D elirio
I nfección urinaria
A trofia vaginal
P olimedicación con acción vesical
P sicológica
E xcesiva producción urinaria
R educción o restricción de la movilidad
S tool impaction = Fecaloma

Fig. 14. Incontinencia de orina transitoria.

DIAGNÓSTICO CLÍNICO.

El diagnóstico clínico de la incontinencia es un proceso que, en primera instancia, puede y debe hacer el médico general o una enfermera adecuadamente entrenada. Siendo conscientes de la falta de tiempo en las consultas, se debe optimizar al máximo el interrogatorio o hacerlo en más de una visita, aunque mucha información necesaria se obtiene simplemente por la historia clínica de años de evolución. Tenemos que ser conscientes de que la incontinencia es un trastorno por el que a menudo los pacientes no nos van a consultar y, a pesar de todo, es muy prevalente, por lo que se debe hacer un interrogatorio en los pacientes de alto riesgo. Esto se puede hacer con la simple pregunta abierta "¿Usted tiene algún problema con la orina; y al orinar?". Como todo proceso diagnóstico, deberemos seguir un esquema de historia clínica:
— Anamnesis: general, dirigida, cuestionarios IPSS, ICIQ y diario miccional.
— Exploración física: general, ginecológica, tacto rectal (TR) y neurológica en algunos casos. Fig. 15. Prueba de esfuerzo (parado sobre un papel, con piernas separadas, toser). Fig. 18.
— Exámenes paraclínicos.
— Pruebas de imagen.
— Pruebas complementarias, en especial la cistoscopia y Urodinamia.

Anamnesis general.
Todo diagnóstico empieza con un buen interrogatorio para elaborar la historia clínica del paciente. A nivel general, edad, sexo, tabaquismo y/o alcoholismo. Es importante descartar una historia de estreñimiento crónico, así como

calcular el IMC (Índice de Masa Corporal) o perímetro abdominal para evaluar el grado de obesidad. En caso de que el paciente sea una mujer, aclarar la presencia o no de menopausia, puesto que además de ser uno de los factores de riesgo (FR) de la incontinencia, a menudo es el desencadenante para que una incontinencia que no causaba excesivas molestias o era muy esporádica, empeore y sea motivo de consulta. Paridad. Nos fijaremos en los antecedentes patológicos, prestando especial atención a las enfermedades neurológicas como el accidente vascular cerebral, la esclerosis múltiple o el Parkinson entre otras, enfermedades metabólicas con alteraciones hidroelectrolíticas o Diabetes Mellitus y enfermedades osteo-articulares que afecten al raquis o la marcha. Preguntaremos por antecedentes de intervenciones quirúrgicas, sobre todo a nivel pélvico, abdominal y/o de columna. Registrar síntomas digestivos (continencia?) y función sexual.   Por último, tener presente la presencia de factores de riesgo (FR) para la incontinencia.

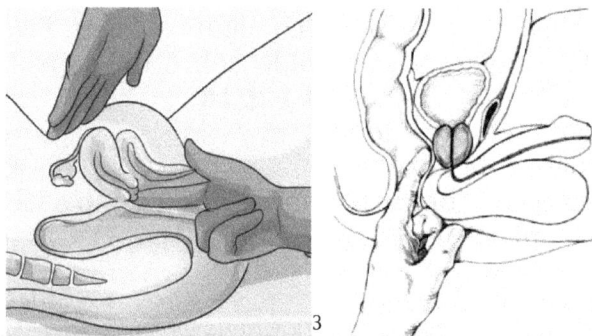

Fig. 15. Examen pélvico femenino y masculino.
Anamnesis dirigida.

---

[3]   Modificado de wikiHow. CCL.

Lo primero es averiguar cuándo empezaron las pérdidas de orina y en qué circunstancias, así como si el paciente relaciona el inicio de la alteración con algún acontecimiento importante en su salud (cirugía, AVC, inicio de un tratamiento farmacológico, reciente diagnóstico de una enfermedad, partos, etc.). Siempre constatar, sobre todo en pacientes geriátricos, que no estamos ante una incontinencia transitoria (comentada anteriormente). Deberemos evaluar la gravedad de la incontinencia teniendo en cuenta que ésta no sólo depende de la cantidad de orina que se escapa y la frecuencia en que lo hace, sino en el impacto en la calidad de vida que este trastorno le produce al paciente. Para ello, disponemos de cuestionarios (ICIQ) fáciles de contestar por el paciente, que, en ocasiones, pueden completar en la casa antes de la consulta o en la sala de espera. Fig. 16. Es básico reconocer, si lo hay, el desencadenante que causa la pérdida de orina, como pueden ser los esfuerzos, la risa o estímulos tales como el frio, oír o tocar agua. Tenemos que interrogar sobre la presencia o no del deseo miccional antes de la pérdida de orina, pues nos será muy útil para la clasificación del tipo de incontinencia. Evaluar si la incontinencia tiene predominio durante el día o la noche y su forma de presentación (goteo postmiccional, continua, intermitente, etc.). Con este fin, disponemos de múltiples formularios validados, cada uno con una utilidad determinada. Los más usados son el UDI y el ICIQ. Es necesario tener un diario miccional, llenado a priori, de 3 a 5 días, para anotar todas las «entradas» y «salidas» de líquidos (ingesta y micción), las veces que se orina o que hay escapes de orina con fecha y hora, y las circunstancias en las que se dan los episodios de incontinencia

(Diario Miccional de la EAU). Se recogerán los datos durante 3 días y nos dará información acerca de la posible fisiopatología de la incontinencia, la gravedad y la frecuencia de las pérdidas de orina. En la anamnesis dirigida en las mujeres, deberemos preguntar sobre los antecedentes ginecológicos y obstétricos, como el número de partos y si alguno fue especialmente complicado o precisó de instrumentación (fórceps), peso del recién nacido, cirugías de la pelvis y menopausia.

Por último, tenemos que evaluar de forma detallada los fármacos que toma el paciente, puesto que en la mayoría de los casos nos enfrentamos a pacientes de edad avanzada, polimedicados y a veces con múltiples fármacos con acción directa o secundaria a nivel del tracto urinario inferior. Fig. 17. A pesar de todo, no debemos olvidar que antes de responsabilizar a un fármaco de la incontinencia, tenemos que descartar otras causas.

En los casos en que sea posible (y siendo consciente de que ello ocurre en pocas ocasiones) intentaremos modificar los fármacos para ver si influyen en la incontinencia o incluso solucionan el problema.

CUESTIONARIO ICIQ.

Hay mucha gente que en un momento determinado pierde orina. Por favor conteste las siguientes preguntas, pensando en como se ha encontrado en las **ULTIMAS CUATRO SEMANAS.**

Nombre y apellido: Documento:

FECHA DE HOY: ....../........../........

1. Por favor escriba la fecha de su nacimiento: ....../........../........

2. Usted es (señale cual):   Mujer   Varón

3. ¿Con qué frecuencia pierde orina? (Marque una).

Nunca	1
Una vez a la semana o menos	2
Dos o tres veces a la semana	3
Una vez al día	4
Varias veces al día	5
Continuamente	6

4. Nos gustaría saber su impresión acerca de la cantidad de orina que usted cree que se le escapa.
Cantidad de orina que pierde habitualmente (tanto si lleva protección como si no). (Marque uno).

No se me escapa nada	1
Muy poca cantidad	2
Una cantidad moderada	3
Mucha cantidad	4

5. Estos escapes de orina que tiene ¿cuánto afectan su vida diaria?
Por favor marque una cruz, en la siguiente lista, un número entre 0 (no me afectan nada) y 10 (me afectan mucho).

0   1   2   3   4   5   6   7   8   9   10
nada   mucho

Puntuación de ICI-Q: sume las puntuaciones de las preguntas 3+4+5:___

6. ¿Cuándo pierde orina? (Señale todo lo que le pasa a usted).

Nunca pierdo orina	
Pierdo orina antes de llegar al WC	
Pierdo orina cuando toso o estornudo	
Pierdo cuando duermo	
Pierdo orina cuando hago esfuerzos físicos/ejercicio	
Pierdo orina luego de terminar de orinar	
Pierdo orina sin un motivo evidente	
Pierdo orina de forma continua	

Fig. 16. Cuestionario ICIQ.

CLASE	FARMACOS	EFECTO
Anticolinérgicos	Atropina, hioscina	Relajación del

		detrusor
Hipnóticos, ansiolíticos y sedantes	Benzodiacepinas	Relajación del esfínter estriado, movilidad reducida
Diuréticos	Furosemide, tiazídicos	Aumento de la diuresis
Alfa bloqueantes	Tamsulosina, alfuzosina, doxazosina, clonidina	Relajación del cuello vesical
IECA	Enalapril, captopril	Tos
Antidepresivos	Imipramina, paroxetina, fluoxetina	Relajación del detrusor, cierre del cuello vesical
Antipsicóticos	Haloperidol, quetiapina, clorpromazina	Relajación del detrusor, sedación, movilidad reducida
Antialérgicos	Prometacina, clorfeniramina	Relajación del detrusor, sedación, movilidad reducida
Calcio antagonistas	Nifedipina, amlodipina	Relajación del detrusor
Adrenérgicos	Efedrina, terbutalina, salbutamol, fenilefrina	Relajación del detrusor, cierre del cuello vesical, aumento del tono del esfínter estriado
Opiáceos	Morfina, tramadol, codeína	Relajación del detrusor, sedación, movilidad reducida
Relajantes musculares	Tizanidina, baclofeno, dantroleno	Reducción del tono del esfínter estriado, movilidad reducida

Fig. 17. Algunos fármacos y efectos sobre la continencia.

Examen físico.

Este punto es el que puede variar más dependiendo de las características de nuestro paciente, ya que lo ideal sería hacer TODA la exploración a todos los pacientes sintomáticos, pero en la práctica clínica diaria puede ser difícil. Es importante valorar la información facilitada con un primer vistazo mientras el paciente entra en nuestra consulta, que nos puede mostrar dificultades de la marcha, uso de bastones, disminución de la agudeza visual importante, presencia o no de obesidad, etc. Evaluar la destreza manual y visión en los pacientes que pueden requerir cateterismo intermitente. Hacer una exploración abdominal a fin de descartar globo vesical, masas abdominales o pélvicas que pudieran comprimir la vejiga. En las mujeres, una exploración ginecológica que incluya la observación de prolapsos (determinar de qué tipo se trata) ya que se asocian frecuentemente con incontinencia de esfuerzo o puede llegar a obstruir la uretra. Durante la palpación, evaluar el tono de la musculatura perineal (Oxford 0-5) y el trofismo. En bipedestación realizar la prueba de esfuerzo (arriba mencionada). Fig. 18.

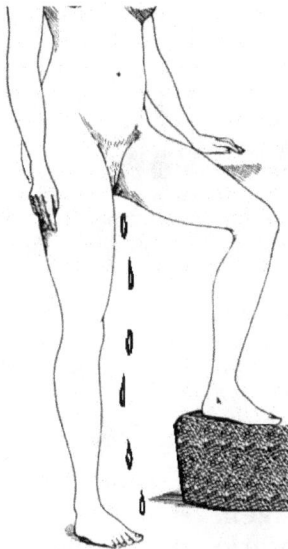

Fig. 18. En mujeres evaluar la continencia al esfuerzo y distopías en posición otrostática.

En hombres, es fundamental el tacto rectal, que nos ayuda a evaluar la presencia de una próstata grande que pudiera actuar como obstrucción para la micción (y con el tiempo dar incontinencia por rebosamiento). El TR también nos da información acerca de presencia de fecaloma, del tono del esfínter y su control, así como la presencia del reflejo bulbo-cavernoso (su alteración podría indicar afectación del arco reflejo sacro S2-S4, que es fundamental para la continencia).

Evaluar la función cognitiva, particularmente en pacientes neurológicos.

Exámenes paraclínicos.

En general se evalúa la función renal (creatinina, FFGe) y glicemia. Un examen de orina por tira (y un urocultivo si fuera necesario) nos descartarán infección urinaria, que es una de las causas de incontinencia transitoria. Fig. 19. Todos los pacientes con catéteres o drenajes externos van a estar colonizados por bacterias. En estos casos <u>no hacer examen de orina ni urocultivo</u> (solo hemocultivos si presentan fiebre o piuria intensa).

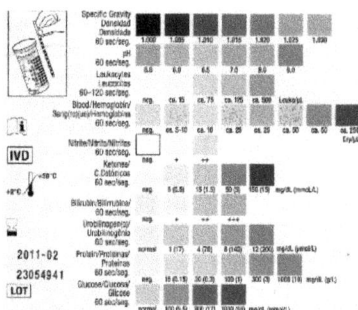

Fig. 19. Examen de orina por tira reactiva.

Pruebas de imagen.

Es necesario descartar la presencia de <u>residuo postmiccional,</u> que será significativo a

---

4 Gentileza de http://lifeinthefastlane.com.

partir de los 50 ml aproximadamente (>10% de la capacidad vesical máxima). Un método muy sencillo es usando un escáner automatizado. Algo más invasivo es realizando un cateterismo y midiendo el volumen obtenido. A pesar de todo, se suele utilizar la ecografía (antes y después de orinar), que nos dará igualmente el volumen residual. La ecografía también es útil para descartar anomalías del tracto urinario, alteraciones renales, medir el volumen prostático, etc.

Pruebas complementarias.

En muchos casos en los que se sospecha una alteración anatómica (congénita o adquirida) del aparato urinario bajo, es necesaria la realización de una **cistoscopia**. La misma permite objetivar lesiones uretrales, fistulas, estenosis, compresiones, litiasis, tumores y otras patologías que son factores predisponentes de la incontinencia. Es también de utilidad para planear el tratamiento quirúrgico en los casos en que sea necesario.

La técnica más precisa en el estudio de la incontinencia es la **Urodinamia**, que estudia el funcionamiento del aparato urinario inferior durante las fases del llenado y micción a través de la medición de presiones, flujo y volumen de orina. En general este estudio es capaz de diferenciar la incontinencia de esfuerzo de la incontinencia de urgencia. A pesar de todo, su indicación se limita a aquellos pacientes sometidos previamente a cirugía pélvica o los que lo harán próximamente, en enfermos con afectación neurológica, con síntomas sugestivos de disfunción miccional asociada, o en los que la clínica no nos aclara el tipo de incontinencia. No realizar urodinamia antes de implementar el tratamiento conservador (no quirúrgico). La técnica se describe en detalle en el capítulo correspondiente. Fig. 20.

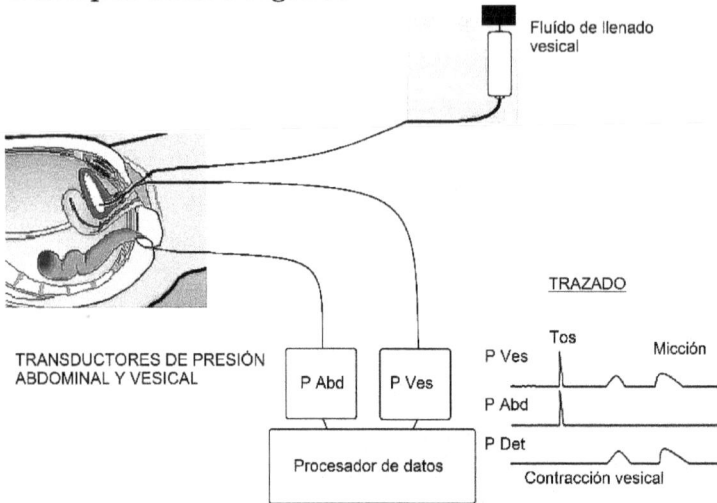

Fluído de llenado vesical

TRAZADO

TRANSDUCTORES DE PRESIÓN ABDOMINAL Y VESICAL

P Abd   P Ves

Procesador de datos

P Ves   Tos   Micción

P Abd

P Det   Contracción vesical

Fig. 20. Registro urodinámico.

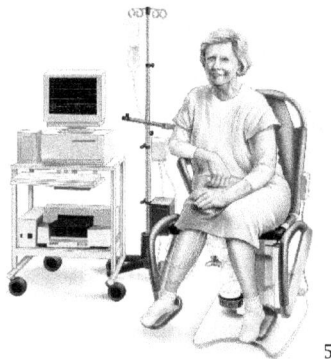

Fig. 21. Estudio urodinámico en la mujer.

Dentro de la urodinamia, las técnicas más usadas son la flujometría, cisto-manometría con presiones de pérdida y estudio presión-flujo:

---

[5]   Modificado de IUGA.

— La flujometría es el registro del caudal urinario realizado en condiciones fisiológicas (sentada en la mujer y de pie en el hombre –o como orinen habitualmente). Un flujo alto realizado en poco tiempo nos indicará una salida «fácil» de la orina y es orientador a una incontinencia de esfuerzo.

— La cisto-manometría es el registro de presiones generadas durante la fase de llenado vesical. Si se acompaña del estudio de la fase de micción se llama estudio presión-flujo y es el estudio urodinámico completo y convencional. Fig. 21.

— El estudio presión-flujo es el registro simultáneo de todas las presiones que pueden intervenir en la micción.

Se monitoriza la presión intravesical (Pves) mediante un catéter en vejiga, la presión intra-abdominal (Pabd) mediante catéter intra-rectal, presión propia del músculo detrusor (Pdet, por sustracción Pves-Pabd) y el flujo urinario cuando se realiza la micción (que se colecta en el flujómetro) o hay incontinencia. En caso de sospecha de patología neurológica, se registra la electromiografía del musculo pubocoxígeo (esfínter uretral estriado y anal).

Lo normal es que durante la fase de llenado, el detrusor no sufra aumentos de presión significativos y que haya una progresiva sensación de llenado vesical (detrusor estable). En el caso de contracciones involuntarias (CI) en la fase de llenado se diagnostica (define la incontinencia por urgencia) hiperactividad del detrusor. Las Contracciones Involuntarias son un ascenso de la presión del detrusor fásico (transitorio) durante la fase de llenado. Fig. 22. La definición clásica es un aumento de más de 15 cm H2O por más de 15 segundos, pero cualquier aumento puede explicar síntomas.

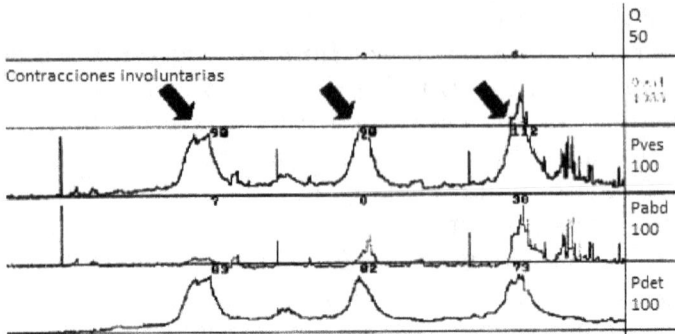

Fig. 22. Hiperactividad del detrusor.

Desde el deseo miccional inicial hasta el final de una fase de llenado normal, se procede a indicar al paciente que desencadene aumentos bruscos de presión abdominal como golpes de tos y en caso de producirse escape urinario sin aumentar la presión del detrusor se puede diagnosticar incontinencia de esfuerzo. Fig. 23.

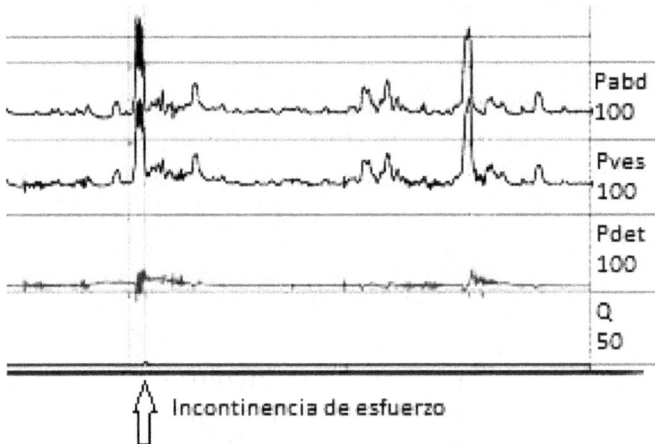

Fig. 23. Incontinencia de esfuerzo.

Considere repetir el estudio, la urodinamia ambulatoria o la video-urodinamia si el diagnóstico no está claro después de la urodinamia convencional.

En función de la historia y los datos obtenidos mediante exploración y anamnesis, se pedirán otros estudios, como pueden ser la TAC o la resonancia magnética (incontinencia extra-uretral, fistulas, etc.). Con todos estos datos, obtenemos un diagnóstico exacto o muy aproximado de la Incontinencia Urinaria, su tipo y la causa que la produce, con lo que se puede plantear un tratamiento.

CONCLUSIÓN.

Desde el punto de vista clínico estos datos orientan al diagnóstico del tipo de incontinencia urinaria:

	IU urgencia	IU mixta	IU esfuerzo
¿Siente en ocasiones deseos repentinos de orinar?	Sí	Sí	No
¿Orina más de ocho veces al día?	Sí	Sí	No
¿Pierde orina al saltar, toser....?	No	Sí	Sí
¿Puede aguantar hasta llegar al WC?	No	Sí/No	Sí
¿Se despierta por la noche para orinar?	Sí	Sí	No

Fig. 24. Tipos de incontinencia urinaria.

El cuestionario ICIQ es auto administrado. La calidad de vida se mide sumando las respuestas de las preguntas 3, 4 y 5 y a mayor puntuación (entre 0-20) peor calidad de vida. El uso del cuestionario permite la evaluación de la respuesta a diferentes intervenciones terapéuticas. Referir el resultado en función del puntaje total, (ej. 17/20; 6/20).

BIBLIOGRAFÍA.

1. Urología. Libro del Residente. Resel Estévez L. ENE Publicidad S.A. DL: M-305-1998.
2. Incontinencia Urinaria. Castro Díaz D, González R. Pulso Ediciones. DL: B-854-1993.
3. Libro Blanco de la Incontinencia Urinaria en España. Madrid: Ministerio de Sanidad y Consumo. AV 211-1991. ISBN 84- 9670-301-5.

Dr. Jorge Clavijo Eisele

CAPÍTULO 3. ESTUDIOS URODINÁMICOS.

El principal objetivo de la urodinamia es reproducir los síntomas del paciente y correlacionarlos con los hallazgos encontrados en el estudio, de modo de poder responder la pregunta específica que motivó el mismo. Su éxito depende de una meticulosa puesta a punto de los equipos y de un estricto control de calidad a lo largo de cada uno de los procedimientos. Se intenta identificar las causas subyacentes a los síntomas del paciente y los procesos fisiopatológicos relacionados.

La estandarización y buenas prácticas para la medición y control de calidad en los diferentes estudios urodinámicos siguen la nomenclatura y sugerencias de la Sociedad de Continencia Internacional (Internacional Continente Society, ICS). Los resultados, sin embargo, dependen del operador y tienen variabilidad interobservadores. Los estudios de laboratorio, imágenes y endoscopia deben preceder a la Urodinamia.

El estudio urodinámico adecuado debe realizarse de manera interactiva con el paciente, por lo cual es necesario que el mismo entienda en que consiste el estudio para poder cooperar durante el mismo.

La pregunta o información buscada para indicar el estudio urodinámico debe poder ser respondida con los datos que aporta el estudio elegido. El estudio a realizar debe ser el más simple, menos costoso y menos invasivo para poder obtener la información necesaria. Puede ser necesario combinar más de uno.

ESPECIFICACIONES TÉCNICAS MÍNIMAS DE LOS EQUIPOS.

Exactitud mínima de ± 1 cm de agua para la presión y ± 5% de la escala completa para el volumen. Los rangos de medición deben ser de 0 - 250 cm de agua para la presión, 0 - 50 ml/s para el flujo y 0 - 1000 ml para el volumen. Durante el registro y el análisis la escala mínima de presión debe ser 50 cm de agua por centímetro para la presión, 10 ml/s por centímetro para el flujo y 1 min/cm o 5 s/mm durante el llenado y 2 s/mm durante la micción para el tiempo.

La calibración de los equipos debe hacerse en forma regular, especialmente si se cambian los transductores y no debe confundirse con el "balance a cero". La calibración del uro-flujómetro se debe hacer vertiendo un volumen preciso a un flujo continuo conocido, para lo cual existen botellas de flujo constante especiales. Se recomienda probar la bomba de infusión con las líneas de llenado conectadas, midiendo el tiempo que demora en entregar un volumen conocido. Los transductores de presión se pueden controlar comprobando el registro que indican, elevando las líneas de medición un número determinado de centímetros por sobre la altura de referencia.

Cuando en un estudio urodinámico se usa un software para analizar la información obtenida de acuerdo a un concepto publicado, se debe especificar la fuente de dicho software y especificar si éste ha sido validado.

FLUJOMETRÍA.

AE Teresita Couto y Dres. Gabriela Waller y Jorge Clavijo.

Este estudio determina, de forma no invasiva, las características del flujo urinario durante la fase de micción. Está influida por tres variables: presión del detrusor, calibre uretral y relajación del esfínter. El flujo es el volumen de orina (mililitros) evacuado en la unidad de tiempo (segundos). Se mide en ml/s. Para ser valorable, requiere privacidad, un deseo miccional normal y un volumen miccional mínimo de 150 ml y no mayor a los 500-600 ml (sobre-distensión). Los parámetros a valorar son: volumen miccional, flujo máximo, tiempo hasta el flujo máximo y morfología de la curva. Su realización se debe completar siempre con la medición del residuo postmiccional. Fig. 25.

El Qmax (flujo máximo) es el mayor valor del flujo alcanzado durante la micción. Se relaciona muy bien con la presencia o no de obstrucción. Valores de flujo máximo por debajo de 10-12 ml/s se relacionan con una elevada probabilidad de presencia de obstrucción infra-vesical. Los flujos comprendidos entre 12 y 15 ml/s se corresponden con una menor probabilidad de obstrucción. En cambio, con valores superiores a 15 ml/s, la probabilidad de obstrucción es muy baja. Sin embargo, hay que tener en cuenta que se puede conseguir un flujo normal en presencia de obstrucción, debido a un incremento de la presión del detrusor. Y viceversa, también puede existir un flujo bajo (< 10 ml/s) en ausencia de obstrucción, debido a una hipo contractilidad o una arreflexia del detrusor. Es por ello que sólo se puede hacer un diagnóstico urodinámico inequívoco de obstrucción del tracto urinario inferior mediante los estudios simultáneos de presión-flujo (véase más adelante). El flujo tiende a disminuir con la edad y es mayor en las mujeres (> 20 ml/s).

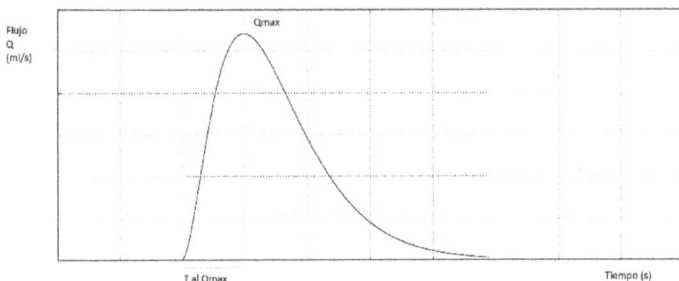

Fig. 25. Análisis de flujometría.

El reporte técnico de la ICS recomienda los siguientes estándares para los uroflujómetros: un rango entre 0 y 50 ml/s para el flujo máximo (Qmax), entre 0 y 1.000 ml para el volumen orinado, una constante de tiempo máxima de 0,75 s y una exactitud de ± 5% en relación a la escala completa. Considerando esta exactitud **no es significativo reportar un Qmax con una resolución superior a un mililitro completo por segundo (ml/s).**

Como la mayoría de los uroflujómetros son flujómetros de masa (de peso o de disco giratorio), se debe considerar la densidad del líquido emitido. Por ejemplo, una orina altamente concentrada puede aumentar en apariencia el flujo urinario un 3% y un medio radio opaco (video urodinamia) en hasta un 10%.

Para facilitar el reconocimiento del **patrón de las curvas de flujo** se recomienda que la escala gráfica del trazado de una uroflujometría se estandarice de la siguiente forma: un milímetro de papel debe ser igual a un segundo en el eje de las X y a un mililitro/segundo y 10 mililitros de volumen orinado en el eje de las Y.

La ICS recomienda **suavizar la curva de flujo a ojo**, trazando una línea continua de tal forma que en cada período de 2 segundos no haya cambios rápidos de éste, para luego obtener el Qmax corregido. Fig. 26 A.

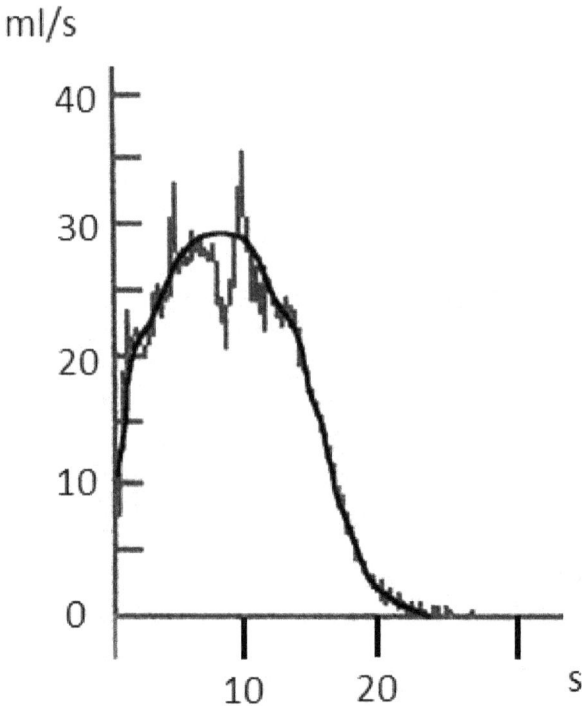

Fig. 26 A. Flujo máximo corregido. Uroflujometría de disco giratorio: el flujo máximo no corregido es 36 ml/s, el volumen orinado es 390 ml sin residuo postmiccional. Se recomienda suavizar la curva de flujo a ojo, trazando una línea continua de tal forma que en cada período de 2 segundos no haya cambios rápidos de éste: el flujo máximo corregido no supera los 30 ml/s.

Se recomienda que el **Qmax sea redondeado al número entero más cercano** (por ejemplo, un registro de 10,25 ml/s a 10 ml/s) y el volumen orinado a los 10 ml más cercanos (por ejemplo, un volumen orinado de 342 ml a 340ml). Finalmente sugiere documentar el Qmax en conjunto con el volumen orinado y el volumen de orina residual postmiccional, utilizando el siguiente formato standard: **MICCIÓN: flujo máximo / volumen orinado / volumen de orina residual postmiccional, usando una raya si no se dispone de alguno de los valores. Ej.: 10 ml/s / 340 ml / ---.**

La flujometría puede mostrar diversos patrones de flujo urinario:
- normal (en forma de campana, con rápido ascenso que alcanza un pico de amplitud). Fig. 25.
- prolongado (evidencia tiempo prolongado). Fig. 26 B.

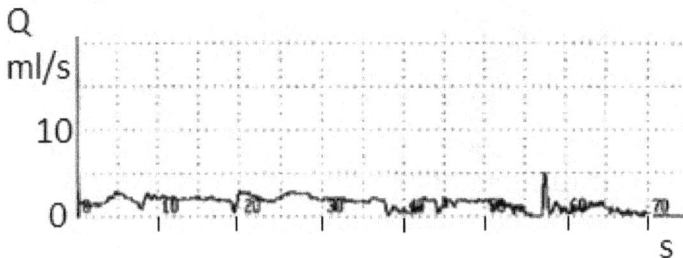

Fig. 26 B. Flujo prolongado y lento.

- intermitente (picos irregulares). Fig. 27.

Flujo
Q
(ml/s)

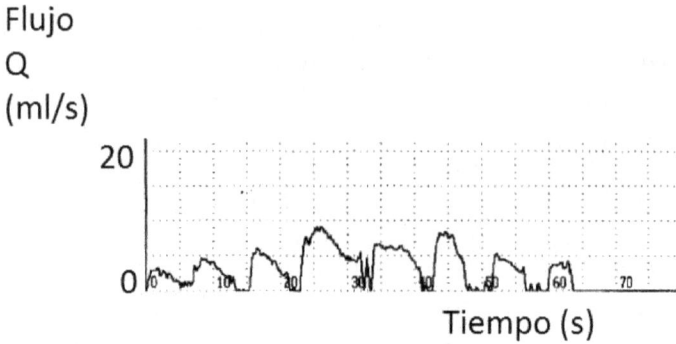

Tiempo (s)

Fig. 27. Flujo intermitente.

- plano o en meseta (corresponde a un flujo máximo disminuido con tiempo prolongado)

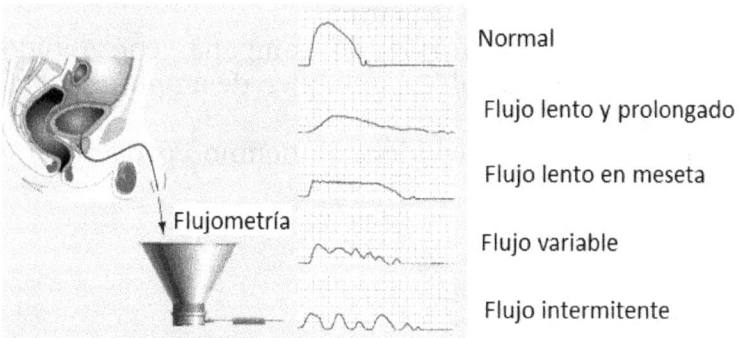

Normal

Flujo lento y prolongado

Flujo lento en meseta

Flujometría

Flujo variable

Flujo intermitente

Fig. 28. Flujometrías normal y otras sugestivas de obstrucción infravesical o falla del detrusor.

CISTOMETRÍA DE LLENADO Y MICCIONAL.

AE Lujan Guillén, Virginia Molina y Dres. Hugo Badía, Dominique Mintegui, Gabriela Waller y Jorge Clavijo.

La cistometría o cistomanometría es el registro simultáneo de la presión vesical y la presión abdominal durante la fase de llenado vesical.

Se registran tres presiones:
- Presión vesical (transductor vesical): presión total en el interior de la vejiga.
- Presión abdominal (transductor rectal): presión alrededor de la vejiga.
- Presión del detrusor o presión sustraída: se calcula restando la presión abdominal de la presión vesical
(Pdet = Pves – Pabd).

Para la medición de la presión intravesical y el llenado de la vejiga, el catéter estándar en una urodinamia de rutina es el catéter doble lumen trans-uretral. Este debe ser lo más fino posible, lo que se ve limitado por la facilidad práctica de su inserción (se dificulta si es muy fino y flexible) y el tamaño del calibre interno que deben impedir la amortiguación de los registros de presión y permitir una adecuada velocidad de infusión. La mayor ventaja del catéter doble lumen es que se puede repetir la secuencia de llenado y micción sin necesidad de cateterizar de nuevo al paciente. Se debe tener en cuenta que un catéter doble lumen 6 Fr (tamaño mínimo disponible desde el punto de vista práctico) puede limitar la velocidad de infusión a 20-30 ml/min, lo cual puede llevar a que la máquina de urodinamia indique un volumen de llenado incorrecto cuando el volumen infundido es calculado por la programación de la bomba de infusión. Por otro lado, el uso de 2 catéteres para la medición de la presión y el llenado de la vejiga es menos conveniente, ya que si bien el retiro del catéter de llenado antes de la micción parecería una ventaja al dejar un solo catéter fino en la uretra, en el caso de requerir una repetición del estudio es necesario colocar un catéter de llenado nuevo.

Para la medición de la presión abdominal se recomienda el catéter rectal con balón. En la mujer éste también se puede instalar en la parte alta de la vagina. El rol del balón es mantener un pequeño volumen de líquido en la apertura del catéter para evitar el bloqueo por heces. Adicionalmente, como el recto y la vagina no se encuentran homogéneamente llenos de líquido, el balón previene artefactos en la medición de la presión producidos por el contacto entre la apertura del catéter y la pared del órgano. La mejor función del balón se logra cuando se llena sólo a un 10 - 20% de su capacidad no distendida.

Un error común en la medición de la presión abdominal es el uso del balón sobre distendido que producirá una lectura de presión elevada falsa, lo que se puede evitar haciéndole un pequeño orificio. Actualmente existen catéteres cuyo balón presenta una abertura de fábrica, lo cual permite su lavado para desobstruirlo en el curso del examen.

Estandarización de la presión cero y altura de referencia.

La ICS recomienda el uso de catéteres y líneas llenas de líquido (solución salina fisiológica) y transductores de presión externos para la medición de la presión intravesical y abdominal, debido a su precisión y características que facilitan su uso en la determinación de la presión cero y la altura de referencia. Se recomienda seguir en forma estricta esta estandarización, ya que es la única forma de poder comparar los registros de presión entre los diferentes pacientes y centros de estudio. Las líneas de medición se pueden llenar de agua estéril para evitar la precipitación de sal en los transductores.

La **presión cero es la presión atmosférica circundante**; cuando el transductor está abierto directamente al medio ambiente se debe realizar el "balance" o "cero". **Se define la altura de referencia como el borde superior de la sínfisis pubiana**; éste es el nivel al cual se deben poner los transductores de modo que todas las presiones registradas tengan el mismo componente hidrostático. La presión hidrostática es real e importante y muchos aspectos del control de calidad se basan en su adecuada medición. Fig. 29. Además, algunas mediciones se hacen en la presión intravesical y no en la presión del detrusor (por ejemplo, la presión de punto de pérdida con Valsalva, VLPP). Conviene recordar que cualquier cambio de posición significativo del paciente requiere un ajuste inmediato del transductor a la altura de referencia (sínfisis púbica). La medición de la presión cambia al variar la posición de los transductores externos.

Los transductores de presión externos miden la presión de acuerdo a su posición en relación a la vejiga, sin importar la posición de la punta del catéter. Si a nivel de la sínfisis pubiana el transductor registra 15 cm de agua, al elevarlo 9 cm registrará 6 cm de agua.

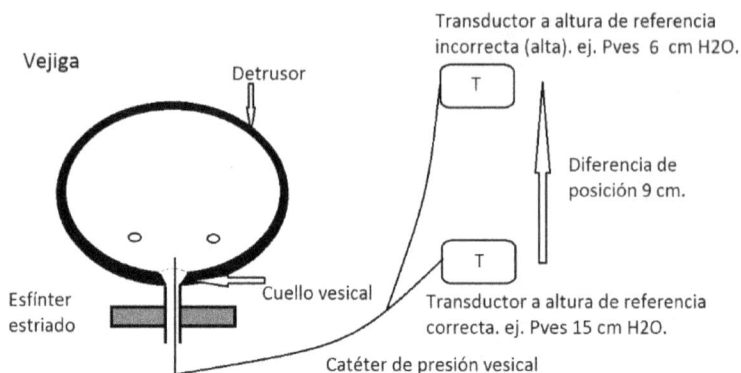

Fig. 29. Efecto de altura de referencia del
transductor.

Control de calidad de las señales de presión y resolución de problemas en la medición.

Antes de comenzar el estudio urodinámico es muy importante observar y probar cuidadosamente las señales de presión de modo de corregir cualquier problema. El primer objetivo es evitar artefactos y el segundo, corregir sus causas inmediatamente cuando se producen. Si las señales son perfectas al comienzo generalmente se mantienen así sin la necesidad de intervenciones mayores.

Los siguientes criterios forman parte de las recomendaciones para asegurar el control de calidad de las señales de presión:

1. Confirmar que los valores de reposo de la presión abdominal e intravesical estén dentro de un rango típico:
- posición supina 5-20 cm de agua,
- posición sentada 15-40 cm de agua,
- posición de pie 30-50 cm de agua.

2. Corregir las alteraciones iniciales de la presión del detrusor: generalmente las presiones abdominal e intravesical son casi idénticas, por lo que la presión del detrusor inicial es cero o cercana a cero. Las presiones del detrusor iniciales son entre 0 y 6 cm de agua en el 80% de los casos, con casos raros de hasta 10 cm de agua. Sin embargo, se puede aceptar una presión del detrusor inicial de entre -5 y 15 cm de agua.

Problemas:

Una **presión del detrusor muy alta:** i) se puede deber a que la presión abdominal está muy baja, ya sea porque el catéter rectal o sus conexiones están obstruidas o dobladas, porque tienen burbujas de aire o tienen una pérdida de líquido. Se debe lavar el sistema y excluir acodaduras y pérdidas de líquido; ii) se puede deber a que la presión intravesical está muy alta, ya sea porque el catéter vesical se desplazó al esfínter uretral o porque el catéter o sus conexiones están dobladas. Se deben descartar acodaduras y ajustar su posición si es necesario.

Una **presión del detrusor negativa:** i) se puede deber a que la presión abdominal está muy alta, ya sea porque el catéter rectal se desplazó o está apoyado a la pared rectal, o bien, porque el catéter o sus conexiones están doblados. Se debe chequear su posición y excluir acodaduras. Además el balón rectal puede estar sobre distendido, en cuyo caso se debe drenar algunas gotas de fluido del sistema o hacer un orificio en el balón para remover el exceso de líquido; ii) se puede deber a que la presión intravesical está muy baja, ya sea porque el catéter o sus conexiones están obstruidas o acodadas o porque tienen burbujas de aire o tienen una pérdida de líquido. Se debe lavar el sistema y excluir acodaduras y pérdidas de líquido. Cabe recordar en este punto que el aire es compresible por lo que su presencia en el sistema de medición amortigua (disminuye) el registro de presión.

3. Confirmar que las señales de presión abdominal e intravesical estén activas, con pequeñas variaciones causadas por la respiración o el habla, similares en ambas, las cuales no deben aparecer en la presión del detrusor.

4. Habiendo asegurado que las presiones de reposo están dentro del rango típico, se debe **evaluar la transmisión de las presiones e identificar y corregir cualquier amortiguación en el registro.** Esto se hace pidiendo al paciente que tosa; tanto la presión abdominal como la intravesical deben responder de igual forma con un ascenso y descenso brusco sin afectarse la presión del detrusor. Un registro bifásico, simétrico, de baja amplitud en la presión del detrusor también es considerado normal (debido a un retardo de registro en los 2 transductores); sin embargo, cualquier ascenso o descenso de la presión del detrusor sugiere amortiguación en el registro de las presiones en el sistema abdominal o intravesical respectivamente. Fig. 30.

Se debe evaluar la transmisión de las presiones y la amortiguación en el registro con el uso de la tos: a) al comienzo y final de cada estudio, b) cada 1 minuto durante todo el estudio, c) antes y después de cada evento mayor, tales como cambios de posición, escapes de orina y micción (por posibilidad de desplazamientos de los catéteres). Generalmente el problema de la amortiguación ocurre en el sistema que menos se desvía con la tos y debe ser corregido de inmediato, habitualmente lavando las líneas.

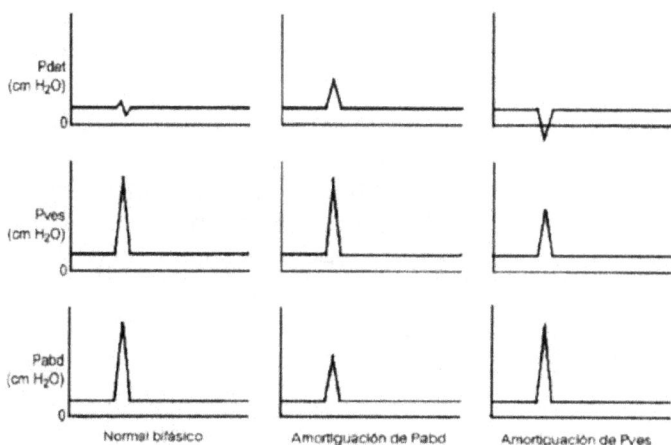

Fig. 30. Transmisión de las presiones. Izquierda: Buena transmisión y sustracción sin amortiguación. Centro: amortiguación de la presión abdominal. Derecha: amortiguación de la presión vesical.

5. La presencia de cambios bruscos de la presión sugiere que ya sea el catéter rectal o vesical se ha desplazado. Se pueden salir completamente, produciendo que la lectura de presión caiga en forma dramática o se pueden mover a un área de mayor presión, por ejemplo, cuando el catéter intravesical se desplaza desde la vejiga a la uretra. Se deben reposicionar a la brevedad o cambiar si han caído a una zona no estéril.

Indicaciones.

Se aconseja realizar la cisto-manometría ante la sospecha de inestabilidad vesical o incontinencia urinaria mixta. Su realización es obligatoria en pacientes que no responden al tratamiento habitual o en quienes se plantea un tratamiento invasivo. Registros:

- Parámetros subjetivos: urgencia, dolor, sensaciones miccionales, otros síntomas (sudoración, mareos, etc.).
- Parámetros objetivos: capacidad máxima, volúmenes con los que aparecen las distintas sensaciones, presencia o no de contracciones involuntarias del detrusor, volumen en el que aparece la primera contracción, presencia de incontinencia con la tos o maniobra de Valsalva, presión del detrusor al final de la fase de llenado. Fig. 31.

Parámetro evaluado	Valor normal (ml)
Primer deseo de micción	150-200
Deseo normal usual	350-400
Capacidad cistométrica máxima	450-500

Fig. 31. Registros durante la cistometría.

La acomodación vesical, también denominada distensibilidad o complacencia (C), se define como el cambio en la presión vesical para un cambio dado en el volumen (C = dV/dPves). Se expresa en ml/cmH2O. Los valores normales son por encima de 20 ml/cm H2O. Describe la posibilidad de la vejiga de aumentar su volumen sin un aumento significativo en la presión intravesical.

Durante la fase de llenado vesical no deben producirse contracciones del detrusor. Cualquier elevación de la Pdet que ocurra de forma espontánea o tras maniobra de provocación (tos o cambio postural, etc.) se denomina contracción involuntaria del detrusor. La **hiperactividad vesical** o vejiga hiperactiva es aquella situación en que la vejiga se contrae durante la cisto-manometría. Existen dos tipos de hiperactividad:

- Hiper-reflexia vesical: cuando hay evidencia objetiva de una enfermedad neurológica (lesión medular, accidente cerebrovascular, enfermedad desmielinizante, etc.). La contracción involuntaria durante el llenado es debida a alteraciones de los mecanismos de control neurológico.
- Inestabilidad vesical: la presencia de contracciones involuntarias no se asocia a alteraciones neurológicas, sino que es idiopática.

Presión de pérdida.

Es la presión intravesical, coincidente con la cual se produce incontinencia de orina, ante cierto volumen vesical.

Tipos de presiones de pérdida:

1. **Presión de pérdida del detrusor o vesical** de fuga (DLPP): Es la más baja presión de pérdida por contracción del detrusor y mide la resistencia del mecanismo de cierre uretral ante la presión del detrusor como fuerza expulsiva. Se usa como factor pronóstico en la evolución del posible deterioro del tracto urinario superior, estando la cifra de corte en 40 cm de agua (máximo).

2. **Presión de pérdida de Valsalva o abdominal** de fuga (VLPP): Es la presión intravesical en que la incontinencia ocurre por aumento de presión en ausencia de contracción del detrusor. Se usa en la evaluación de la competencia uretral en la incontinencia de esfuerzo. Se ha comprobado que presiones de fuga con la tos o Valsalva inferiores a 60 cm de agua sugieren algún grado de incompetencia uretral intrínseca. En niños y pacientes neurológicos el operador puede generar presión externa sobre el hipogastrio.

Estudios de presión-flujo.

Mide simultáneamente la presión vesical y el flujo miccional durante la micción. Su objetivo es valorar la existencia o no de obstrucción infra-vesical, así como diferenciarla de la disminución de la contractilidad del detrusor. Valora el flujo miccional y la presión vesical ejercida para obtener ese flujo. En condiciones normales, deben poder distinguir entre pacientes con un bajo flujo máximo secundario a obstrucción, de aquellos cuyo flujo máximo bajo es resultado de una contractilidad del detrusor disminuida. Estos estudios también pueden ayudar a identificar a los pacientes con una obstrucción de alta presión y velocidades de flujo normales. Las situaciones que podemos encontrar son la obstrucción infra-vesical y el detrusor hipo activo.

a) **Obstrucción infra-vesical**: es diagnosticada por un estudio en que el flujo es bajo a pesar de una contracción del detrusor de una fuerza, duración y velocidad suficientes. Se define como la presencia de un flujo bajo (<15 ml/s, y sobre todo <10 ml/s) con presiones del detrusor altas (>40 cm H2O).

b) **Detrusor hipo activo**: un flujo máximo bajo no es diagnóstico de obstrucción del tracto de salida vesical. El detrusor hipo activo hace referencia a la presencia de una Pdet < 40 cmH2O con un flujo miccional bajo. Esta escasa contractilidad del detrusor puede ser de causa neurogénica o bien por una alteración del detrusor causada por sobre distensión, envejecimiento o fibrosis del detrusor.

Normalmente no existe tiempo de retraso entre la presión intravesical y el flujo urinario. El análisis de la información del estudio flujo – presión requiere que el registro de la señal de presión y flujo estén sincronizadas. Sin embargo, como el flujo se registra fuera de la uretra, el registro presenta un tiempo de retraso, el cual aumenta aún más por la distancia entre el meato uretral externo y el flujómetro. Además sabemos que nuestro entendimiento sobre la dinámica de los cambios del flujo urinario se ve más limitado por la lenta respuesta de la mayoría de los uroflujómetros. Cuando se analizan los estudios flujo presión se debe considerar una corrección del tiempo de retraso del flujo de entre 0,5 y 2 segundos, lo cual puede ser más importante cuando existen cambios rápidos en las presiones y el flujo. El tiempo de retraso entre el cierre de la uretra y el término de todo registro de flujo urinario puede ser mucho mayor, especialmente en la obstrucción prostática. Es por esto que se recomienda el uso de una terminología más descriptiva para sincronizar los valores de presión y flujo, tal como presión de detrusor a la cual comienza el flujo en vez de presión del detrusor de apertura y presión del detrusor a la cual termina el flujo en vez de presión de detrusor de cierre.

Consideraciones adicionales.
Durante la cistometría de llenado es muy importante especificar y registrar los siguientes aspectos:

1. Velocidad de infusión: se considera velocidad de infusión fisiológica cuando es menor al resultado de dividir por 4 el peso corporal del paciente en kilos, expresado en ml/min, cualquier velocidad de infusión más rápida es considerada no fisiológica (y es usada como desencadenante de contracciones involuntarias).

2. Temperatura del medio a infundir, generalmente solución salina fisiológica (a temperatura ambiental o corporal). Otro desencadenante si esta fría. Está contraindicado perfundir a temperatura mayor que la corporal, 36 oC).

3. Posición(es) del paciente (decúbito supino, sentado o de pie). Acostados en menores 2 años.

4. Métodos utilizados para la provocación de hiperactividad del detrusor (velocidad de infusión rápida, uso de medio de infusión frío, cambios de posición, lavado de manos, tos o pujo abdominal, oír correr agua).

ELECTROMIOGRAFÍA (EMG).

Es el registro de la actividad eléctrica generada por el mecanismo de despolarización celular resultante de la estimulación nerviosa de las fibras musculares estriadas. Los electrodos de registro se ubican en el elevador del ano. Fig. 31. Además de efectuar el diagnóstico de lesión neurológica, tiene utilidad para determinar la existencia de una obstrucción funcional del tracto urinario inferior por disinergia detrusor-esfínter. Realizarlo siempre en niños.

La disinergia detrusor-esfínter estriado se define como el incremento de la actividad electromiográfica del esfínter periuretral (elevador) durante la contracción del detrusor. Es una alteración fisiopatológica que puede ser de origen neurógeno (como en las lesiones medulares) o un comportamiento miccional adquirido (como en el síndrome de Fowler o de Hinman). Existen dos tipos de disinergia: la disinergia detrusor-cuello vesical (de diagnóstico radiológico) y la disinergia detrusor-esfínter estriado.

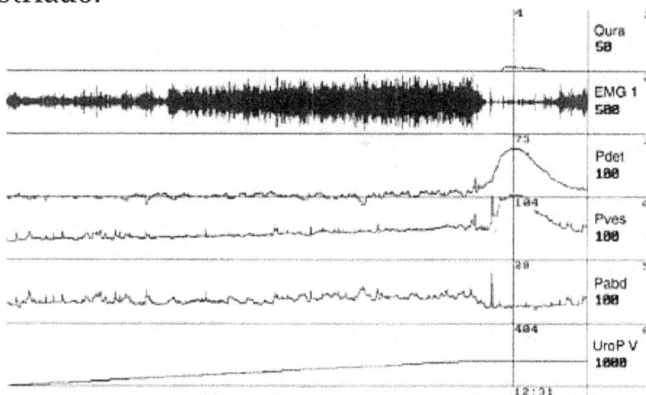

Fig. 31. Estudio urodinámico que demuestra obstrucción no neurogénica.

VIDEOURODINAMIA.

Registra de manera simultánea los parámetros urodinámicos antes descritos, con una imagen radioscópica del aparato urinario inferior, y su registro en video. Fig. 32. Mediante el uso de contraste radiológico como medio de llenado, permite observar al mismo tiempo las presiones y los datos de registro del estudio urodinámico, y la imagen radiológica (una cisto-uretrografía). Los estudios videourodinámicos son muy útiles en los pacientes con disfunción neurógena vesicouretral en tres condiciones: 1) el diagnóstico de disinergia detrusor-cuello vesical, 2) la incompetencia del cuello vesical y 3) la valoración de las repercusiones de esa disfunción neurógena sobre el tracto urinario superior (reflujo vesico-ureteral).

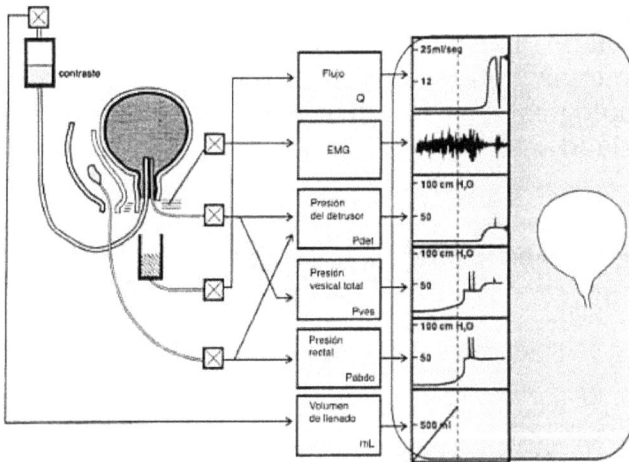

Fig. 32. Estudio video-urodinámico[6].

---

[6]   Adaptado con permiso de Urología de Campbell.

CONCLUSIÓN.

Los estudios urodinámicos invasivos sólo deben realizarse con una indicación precisa, es decir, habiendo formulado una "pregunta urodinámica" específica. Existen algunas recomendaciones claves para llevarlos a cabo:

a) Un buen estudio urodinámico debe realizarse en forma interactiva con el paciente, estableciendo con él/ella si los síntomas se reprodujeron durante el examen.

b) Debe haber una observación cuidadosa y continua de las señales a medida que son obtenidas y una evaluación continua de la correlación entre ellas.

c) Se deben evitar los artefactos, los cuales deben ser corregidos de inmediato, ya que siempre es difícil y a menudo imposible corregirlos durante un análisis retrospectivo.

d) Si una paciente presenta prolapso, la función vesico-uretral se debe evaluar luego de su corrección.

BIBLIOGRAFÍA.

1. Estandarización y control de calidad en los estudios urodinámicos. Valdevenito JP. Rev Hosp Clín Univ Chile. 2012; 23: 123 – 33.
2. The standardisation of terminology in lower urinary tract function. Abrams P, Cardozo L, Fall M, Griffiths D, Rosier P, Ulmsten U et al. Neurourol Urodyn 2002; 21: 67-78.
3. Good urodynamic practices: uroflowmetry, filling cystometry, and pressure-flow studies. Schäfer W, Abrams P, Liao L, Mattiasson A, Pesce F, Spangberg A et al. Neurourol Urodyn 2002;21:261-74.
4. Basic principles of urodynamic measurements. Drinnan M, Griffiths C, Hosker G. Regional Medical Physics Department. Freeman Hospital, Newcastle Upon Tyne, United Kingdom 2004.
5. Trastornos funcionales de la vejiga. Taracena Lafuente JM, Castro Díaz DM, Rodríguez Hernández P. 2007. En: El Libro del Residente de Urología, pp 1033-1051. ISBN: 978-84-690-6045-2.
6. El estudio urodinámico. Plata Salazar M, Torres Castellanos L. Urol Colomb. 2014; 23(2):128-139.
7. Voiding dysfunction and urodynamic abnormalities in elderly patients. Gomes Cristiano M., Arap Sami, Trigo-Rocha Flávio E.. Rev. Hosp. Clin. 2004 ; 59(4): 206-215.

CAPÍTULO 4. TRATAMIENTO DE LA INCONTINENCIA URINARIA.

El tratamiento de la incontinencia urinaria puede ser médico, quirúrgico o paliativo con dispositivos (o combinación de ellos). Al elegirlo hay que tener en cuenta una serie de principios básicos. La elección va a estar condicionada, de forma especial en pacientes neurológicos, por el pronóstico de la enfermedad, las limitaciones individuales físicas y mentales, la motivación del paciente y las posibilidades de colaboración familiar.

1. **El primer paso para intentar corregir la incontinencia es utilizando las medidas higiénico-dietéticas, técnicas de modificación de conducta y fisioterapia del suelo pélvico.** Para esto se debe proporcionar información de autoayuda al paciente en una forma que pueda comprender e implementar.

2. **El segundo paso es el empleo de fármacos.**

3. **En tercer lugar, existen alternativas terapéuticas que hay que tener en cuenta y que es necesario potenciar bajo un punto de vista multidisciplinario coordinado: técnicas de modificación de conducta supervisadas, biofeedback, fisioterapia del suelo pélvico supervisada, electro-estimulación funcional**

periférica y neuromodulación. Es importante el correcto manejo de los fármacos y de los tratamientos paliativos, así como el conocimiento de la existencia de alternativas que **requieren cirugía**. No realizar urodinamia antes de implementar el tratamiento conservador (no quirúrgico).

MEDIDAS HIGIÉNICO-DIETÉTICAS.

Dres. Noelia Ferreira y Jorge Clavijo.

Ofrezca re-entrenamiento de la vejiga por un mínimo de 4-6 semanas como tratamiento de primera línea para los pacientes con IU de urgencia o mixta. Esto implica:

— Alimentación e hidratación: es de sentido común que las personas incontinentes deben tratar de controlar los líquidos que toman para producir una diuresis adecuada. La formación excesiva de orina aumenta la incontinencia. De la misma forma, deben evitar aquellos alimentos y bebidas que tienen efecto diurético, como son el alcohol, el café, el té y otras bebidas con cafeína. Asesorar a los pacientes que tienen un IMC superior a 30 para bajar de peso.

— Distribución horaria: las personas que sufren incontinencia deben intentar distribuir su toma de líquidos, bebiendo más durante la mañana para disminuir los líquidos en la tarde y noche, con la intención de que la formación de orina no sufra grandes oscilaciones.

— Vaciado vesical con la frecuencia adecuada: esta medida permite que los pacientes controlen mejor los escapes urinarios, al mantener la vejiga con el volumen adecuado para evitar la incontinencia, ya sea por hiperactividad o por esfuerzos. En las mujeres con hiperactividad del detrusor, para disminuir la frecuencia miccional y el número de episodios de incontinencia se debe salir de la casa con la vejiga vacía, procurando no tomar líquidos excesivos hasta su regreso, sobre todo si no se va a tener acceso rápido y seguro a los baños. En los pacientes con deterioro cognitivo organizar micción programada y/o al comando si es posible.

— Diarios miccionales: son de extraordinaria ayuda como «feed-back» de concientización del paciente respecto a las medidas higiénico-dietéticas, ya que reflejan el volumen y horario miccional, si se producen episodios de urgencia, pérdidas involuntarias de orina, horario y volumen de los líquidos ingeridos, tipo de protección con absorbentes, etc. Deben de hacerse antes de la primera consulta (o inmediatamente luego de la misma) y luego de cada intervención en el manejo de la incontinencia, al igual que los cuestionarios (ICIQ, etc.).

— Higiene corporal adecuada y adaptación arquitectónica del entorno y la vivienda, en aquellos pacientes con limitaciones.

— Corregir factores de riesgo modificables: obesidad, irritantes vesicales (cafeína, alcohol, etc.), medicaciones, comorbilidades descompensadas, tabaquismo, etc.

En general, resulta recomendable incrementar la fibra de la dieta para evitar el estreñimiento; restringir los líquidos hacia la noche; evitar irritantes de la mucosa vesical, como el café, el té, el alcohol o los picantes, así como realizar una mayor actividad física.

BASES FARMACOLÓGICAS DEL TRATAMIENTO.

Disponemos de fármacos que producen relajación vesico-uretral, empleándose cada uno de ellos en función del objetivo terapéutico que se persiga. La micción y la continencia se explican por la interacción recíproca simpático-parasimpática. La fase de llenado vesical es una fase «simpática», en la que el estímulo alfa-adrenérgico en el cuello vesical produce contracción del mismo y continencia, mientras que la actividad beta-adrenérgica en el cuerpo vesical induce relajación y adaptación al llenado. El vaciado vesical es una fase «parasimpática», en la que el estímulo colinérgico provoca contracción del detrusor, mientras que el mecanismo de cierre uretral se relaja por inhibición de la transmisión simpático-adrenérgica. Fig. 33.

A nivel conceptual, podemos diferenciar tres grupos de fármacos útiles en el tratamiento de la incontinencia:

— Fármacos que disminuyen la actividad del detrusor (anticolinérgicos, beta estimulantes).

— Fármacos que aumentan la resistencia uretral (alfa-estimulantes).

— Fármacos que aumentan el trofismo vaginal y el número de receptores a nivel de la uretra y el cuello vesical (estrógenos, especialmente intravaginales).

A diferencia de otros órganos, (como ocurre en el corazón) donde hay medicamentos órgano-específicos que actúan prácticamente sólo en ellos y corrigen sus alteraciones funcionales, con escasos efectos colaterales; no existen fármacos de acción exclusiva en vejiga y uretra.

Este hecho lleva a que los fármacos que utilicemos en el tratamiento de las alteraciones de la función vesical actúen sobre otros órganos y sistemas pudiendo presentar efectos secundarios que pueden ser de leves a severos.

FARMACO	DOSIS	EFECTOS
Oxibutinina	5-10 mg c/8hs v/o	Relajación del detrusor, anestésico local
Tolterodina	2 mg c/12 hs	Relajación del detrusor,
Solifenacina	5-10 mg día	Relajación del detrusor,
Fesoterodina	4-8 mg día	Relajación del detrusor,
Cloruro de trospio	20-30 mg c/12 hs	Relajación del detrusor,
Flavoxate	200 mg c/6 hs	Relajación del detrusor,
Imipramina	25 mg c/8 hs	Relajación del detrusor, cierre del cuello vesical, aumento del tono del esfínter estriado
Duloxetina	80 mg día	Cierre del cuello vesical, aumento del tono del esfínter estriado
Desmopresina	0.2-0.4 mg día	Antidiurético
Mirabegron	50 mg día	Relajación del detrusor,
Bromuro de propantelina	15 mg c/6 hs	Relajación del detrusor,
Darifenacina	7.5 a 15 mg día	Relajación del detrusor,

Fig. 33. Fármacos utilizados en la incontinencia, con su mecanismo de acción y dosis recomendables en adultos.

INCONTINENCIA POR URGENCIA.

Dres. Martin Varela y Jorge Clavijo.

El objetivo del tratamiento de la hiperactividad vesical es que la vejiga sea capaz de distenderse sin contraerse durante el llenado y que tenga una buena capacidad. Aunque este ideal es ocasionalmente alcanzable, en algunas personas solo se lograra una disminución de la frecuencia miccional y una disminución en el número de episodios de incontinencia (lo que tiene mayor impacto en la calidad de vida). Antes de tratar la hiperactividad es necesario determinar bien su origen, descartar patología neurológica, descartar patología orgánica vesical, como neoplasias, litiasis, infecciones y cistopatías, o patologías ano rectales o ginecológicas (atrofia) que puedan ser causa de hiperactividad y deban ser tratadas de forma específica.

Una vez establecido un diagnóstico correcto y descartada la patología orgánica que requiera un tratamiento específico, disponemos de distintas alternativas de tratamiento para la vejiga hiperactiva: medidas higiénico-dietéticas, tratamiento farmacológico, re-educación vesical y perineal (técnicas de modificación de conducta, fisioterapia, biofeedback, electro-estimulación, neuromodulación) y tratamiento quirúrgico. En último término, quedan los tratamientos paliativos (colectores de pene, bolsas colectoras de orina, catéteres y absorbentes) para todos aquellos pacientes que no responden a medidas conservadoras, y en los que por razones de edad, comorbilidades o estado general no están indicados procedimientos más invasivos. Estos dispositivos mantienen al paciente seco, evitando el contacto de la orina con la piel y las consiguientes lesiones dermatológicas, al tiempo que permiten la **integración social** del individuo. El plan de tratamiento debe seguir una serie de escalones terapéuticos, desde los manejos más conservadores a los más invasivos, siempre teniendo en cuenta la individualización que debe realizarse en cada paciente.

Escalones terapéuticos.

Escalones terapéuticos en la hiperactividad del detrusor:

- Medidas higiénico-dietéticas.
- Técnicas de modificación de conducta. Micción programada.
- Fisioterapia. Ejercicios de los músculos pélvicos.
- Medicación.
- Biofeedback.
- Electro-estimulación.
- Neuromodulación:
  - Periférica. Estimulación de nervio tibial.
  - Central (electrodos implantables). Estimulación de raíces sacras.
- Cirugía. Inyección de toxina botulínica A. Ampliación vesical. Derivaciones externas.
- Tratamientos paliativos (en cualquier nivel y según preferencia y co-morbilidades del paciente).

Rehabilitación perineal con fisioterapia.

El tratamiento es una serie de técnicas encaminadas, por un lado, a desarrollar y fortalecer la musculatura de los músculos pélvicos y, por otro, a modificar los hábitos miccionales de la persona favoreciendo su autocontrol sobre el ciclo continencia-micción.

Incluye los ejercicios pélvicos (Kegel) supervisados, por lo menos por 3 meses. Fig. 34.

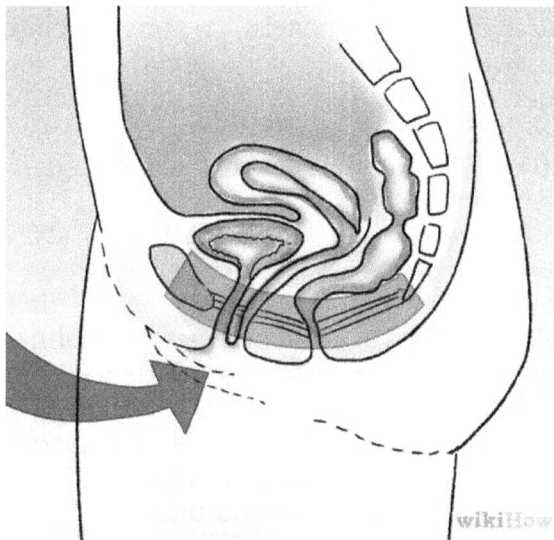

Fig. 34. Ejercicios de los músculos pélvicos.

Tratamiento farmacológico.

Los anticolinérgicos son los fármacos más usados en el tratamiento de la hiperactividad del detrusor. Dado que la contracción vesical está mediada por la acetilcolina, la inhibición de los receptores colinérgicos post-ganglionares en el músculo liso vesical produce la relajación del detrusor. Los receptores muscarínicos se encuentran ampliamente distribuidos en varios órganos, lo cual explica algunos efectos secundarios que se presentan con la administración de anticolinérgicos, siendo los más frecuentes la sequedad de boca y el estreñimiento, aunque también puede aparecer visión borrosa. Los mismos están contraindicados en algunas enfermedades como glaucoma de ángulo agudo, megacolon, la miastenia grave o las taquicardias no tratadas. Además, pueden ser causa de incremento de orina residual, sobre todo si existe una obstrucción infra-vesical concomitante, más frecuente en el hombre con hiperactividad secundaria a obstrucción por hiperplasia prostática, y algo menos frecuente en la mujer. Lo mismo se aplica a los pacientes con hiperactividad del detrusor con contractilidad alterada (DHIC), que se observa con frecuencia en los ancianos.

A excepción de aquellos que no atraviesan la barrera hemato-encefálica (Trospio), están contraindicados en pacientes con deterioro cognitivo. Los agentes anticolinérgicos disminuyen la capacidad contráctil del detrusor, aumentan la capacidad vesical y, por lo tanto, reducen la frecuencia miccional y los episodios de urgencia e incontinencia. Sin embargo, la mejoría de estos síntomas atribuibles a la vejiga hiperactiva no se produce inmediatamente, ya que la modificación de los hábitos miccionales es un proceso gradual. Por tanto, la respuesta a estos fármacos debe evaluarse tras un período mínimo de 3-6 semanas. Hay que resaltar la acción específica de los anticolinérgicos en los pacientes con vejiga neurógena, especialmente en aquellos con hiperactividad (hiper-reflexia) asociada a disinergia. En la disinergia se desarrollan altas presiones intravesicales para conseguir la micción, pudiendo deteriorar de forma irreversible el tracto urinario superior al producir presiones intravesicales altas durante la micción, provocando con ello uretero-hidronefrosis e insuficiencia renal. En los pacientes de alto riesgo de daño renal (Pves > 40 cm H2O), el uso de anticolinérgicos (u otros mecanismos de relajación del detrusor) es obligatorio, asociando el cateterismo intermitente para el vaciado vesical. Ningún anticolinérgico se ha demostrado más efectivo que otros, sin embargo pueden tener efectos secundarios algo diferentes y ser unos mejor tolerados que otros por un mismo paciente. Al igual que con otras clases de medicamentos, puede ser necesario probar varios en un paciente hasta encontrar el que tenga para él o ella el mejor perfil de eficacia versus efectos secundarios.

La evaluación de los pacientes del beneficio de los anticolinérgicos muestra:

- 15% sin beneficio
- 35% beneficio mínimo
- 45% beneficio significativo

El Mirabegron (beta adrenérgico) debe ser usado con cuidado en pacientes con arritmias.

Neuromodulación.

La neuromodulación periférica consiste en la **estimulación de nervio tibial (SANS, PTNS).** Fig. 35. Esto estimula los centros medulares (por vía aferente) logrando una respuesta inhibitoria sobre la contracción vesical (por vía eferente). Se realizan 1 a 3 sesiones semanales por 4 a 12 semanas. Si hay un resultado positivo se realizan 1 a 2 sesiones mensuales de mantenimiento. Cada sesión dura 20 a 40 minutos.

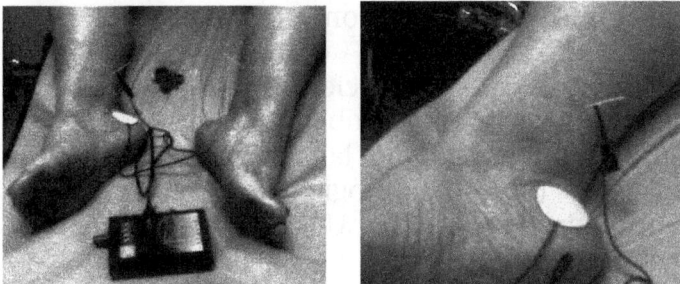

Fig. 35. Estimulación de nervio aferente (tibial).

Estimulación de raíces sacras: si la incontinencia de urgencia es causada por hiperactividad del detrusor, esta puede mejorar mediante la inserción permanente de un estimulador implantado y conectado con las raíces nerviosas sacras que controlan la vejiga. Fig. 36. El mecanismo de acción es similar al de la estimulación periférica.

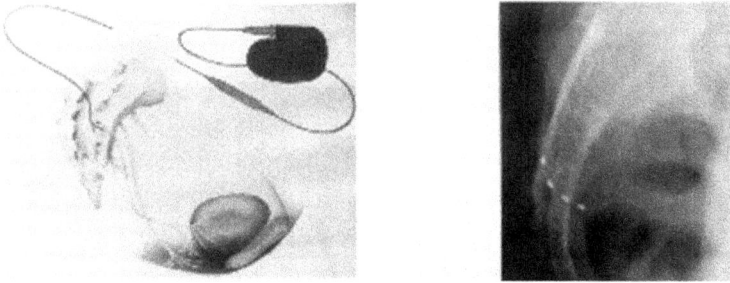

Fig. 36. Estimulador implantado (esquema y radiografía perfil).

Tratamientos endo-vesicales.

En aquellos pacientes refractarios al tratamiento oral se utiliza la toxina botulínica que se administra en forma de inyecciones en el músculo detrusor mediante un cistoscopio. Fig. 37. Es el tratamiento inicial de elección en los pacientes neurológicos con vejiga hiper-refléxica.

Considere 100 unidades de toxina botulínica A para los pacientes que prefieren una dosis con una menor probabilidad de cateterismo intermitente y aceptan la posibilidad de menor eficacia (no neurológicos). En pacientes neurológicos use 200 UI. Las inyecciones se necesitan repetir cada 6 a 12 meses, de acuerdo a la reaparición de síntomas.

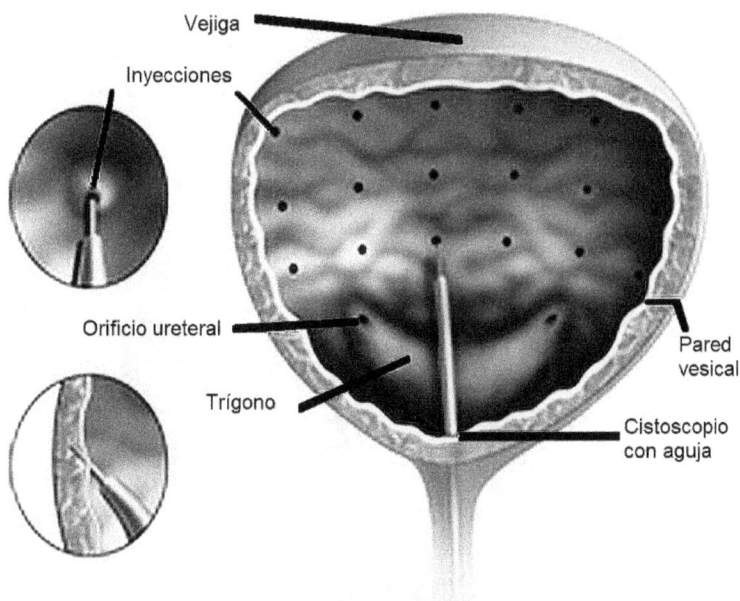

Fig. 37. Inyección de toxina botulínica A en la vejiga.

Tratamiento quirúrgico.

El tratamiento quirúrgico de la hiperactividad del detrusor se reserva para aquellos pacientes en los que han fracasado los escalones terapéuticos anteriores, sobre todo cuando el origen del trastorno es neurológico. La cirugía estará encaminada a disminuir la presión intravesical y aumentar la capacidad de la vejiga, bien mediante interrupción nerviosa (poco usada) o a través de plastias de ampliación vesical. La plastia más frecuente es la entero-cistoplastia usando íleon distal detubularizado como parche en una vejiga abierta en forma de "U". Fig. 38.

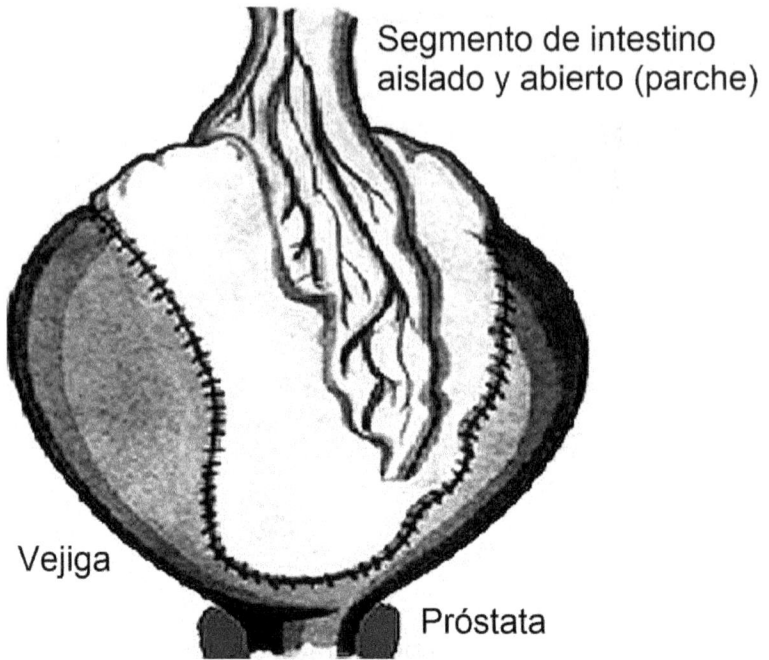

Segmento de intestino
aislado y abierto (parche)

Vejiga

Próstata

Fig. 38. Íleo-cistoplastia en parche (clam
ileocystoplasty).

INCONTINENCIA URINARIA DE ESFUERZO (IUE).

Dres. Edgardo Castillo, Fernando Craviotto y Jorge Clavijo.

A diferencia de la incontinencia de urgencia, en la que el tratamiento es generalmente farmacológico, en la incontinencia de esfuerzo la rehabilitación y la cirugía son herramientas importantes en la solución. Las medidas higiénico-dietéticas y el tratamiento farmacológico no son completamente resolutivos en la mayoría de los casos.

Entre los fármacos que se han utilizado en la incontinencia de esfuerzo se encuentran aquellos que aumentan la resistencia uretral, presentando pobres resultados en la mayoría de los estudios efectuados. En la actualidad, prácticamente no se prescriben por los efectos secundarios que ocasionan. Son fármacos cuyo mecanismo de acción es la estimulación alfa-adrenérgica, como por ejemplo: la efedrina, fenilefrina y la fenilpropanolamina. Merece una mención especial la Duloxetina, con demostrada efectividad en la incompetencia del mecanismo de cierre uretral. La Duloxetina puede ser ofrecida como tratamiento de segunda línea (en vez de cirugía) o a pacientes que no son candidatos o no desean operarse.

Hay otros medios paliativos, caso de los dispositivos oclusivos intravaginales, que elevan el cuello vesical contra la sínfisis del pubis mejorando así la continencia, o los intra-uretrales (micro tampones), aunque su uso no se ha generalizado, ya que sus resultados a nivel práctico son muy discretos.

Las compresiones de pene en los hombres con incontinencia de esfuerzo (o continua) post cirugía pelviana (ej. con pinzas de pene) no son una solución satisfactoria ni adecuada a mediano ni largo plazo. El tratamiento es también quirúrgico, con modificaciones de las técnicas descriptas a continuación.

Rehabilitación perineal.

El tratamiento rehabilitador consiste en una serie de técnicas encaminadas, por un lado, a desarrollar y fortalecer la musculatura pélvica y, por otro, a modificar los hábitos miccionales de la persona favoreciendo su autocontrol sobre el ciclo continencia-micción. Las técnicas básicas que se emplean en reeducación perineal las describimos a continuación:

— **Fisioterapia**: consiste en una serie de ejercicios musculares pélvicos (ejercicios de Kegel), con los que se pretende fortalecer esta musculatura, así como enseñar al paciente a utilizarla adecuadamente. En los trastornos de la estática pélvica (prolapsos), estos ejercicios van a reforzar el sistema de sostén y a asegurar la protección durante los esfuerzos abdominales o situaciones de riesgo. Se busca conseguir la inhibición vesical refleja mediante la contracción perineal voluntaria, la continencia activa durante el esfuerzo (activación del mecanismo de cierre uretral) y la re-ubicación del cuello vesical y uretra proximal en el área de presión intrapélvica con adecuado soporte para su compresión.

Los programas de entrenamiento muscular constan de las siguientes fases:

• Información al paciente. Se realiza con la ayuda de imágenes, láminas, dibujos o maquetas, con el fin de explicar al paciente, la fisiopatogenia de la incontinencia urinaria, la importancia de una musculatura perineal en buen estado y su situación anatómica; transmitiéndole la necesidad de su colaboración y dedicación durante la terapia y luego en el mantenimiento.

- Identificación de la contracción del músculo elevador del ano. Consiste en enseñar al paciente a contraer correctamente el elevador del ano. Algunas de las estrategias que podemos utilizar para ello son la contracción anal (como intentando evitar pasar gases), interrupción del chorro de la orina (maniobra para-fisiológica), tacto vaginal, visualización perineal en un espejo, palpación del centro fibroso del periné u observar el movimiento de una sonda balón situada en el interior de la vagina, todas ellas durante la contracción perineal.
- Terapia activa. Una vez que el paciente es capaz de reconocer y aislar la contracción perineal, debe realizar el entrenamiento en su propio domicilio siguiendo etapas de complejidad creciente como son: trabajo activo del periné en decúbito, modificando la posición en sentado-cuclillas- bipedestación; contracción perineal asociada a ejercicios de otros grupos musculares; cierre perineal ante el esfuerzo y ante las actividades cotidianas.
- Mantenimiento. Consiste en incorporar estos ejercicios a la vida diaria del paciente, ya que la ganancia obtenida en las fases anteriores pueden desaparecer a las 10-20 semanas del abandono de los ejercicios. En general, recomendamos que un programa de ejercicios de rehabilitación de los músculos pélvicos en domicilio. El mismo debe mantenerse, al menos, durante 6 meses, con una pauta de contracciones lentas y rápidas en series de 10, intercaladas, durante 15 minutos y dos veces

al día (preferentemente al acostarse y al levantarse).

— **Biofeedback**: se utiliza para monitorizar los ejercicios del suelo pélvico, haciéndolos conscientes al individuo, de forma que pueda corregir el uso de la musculatura antagonista durante dichos ejercicios.

— **Electro-estimulación**: su fundamento es la estimulación eléctrica de la musculatura pubocoxígea (elevador del ano) mediante electrodos anales, vaginales o perineales mejorando el trofismo de las fibras musculares esfinterianas, mostrándose útil en la incontinencia urinaria de esfuerzo y en la hiperactividad del detrusor idiopática, **cuando el paciente es incapaz de lograr una adecuada contracción en forma espontánea**. Fig. 39.

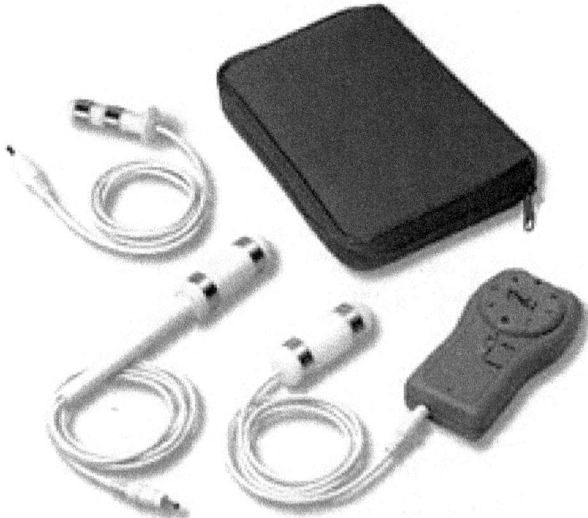

Fig. 39. Artefactos de electro-estimulación.

La estimulación eléctrica y/o biofeedback solo deben considerarse en los pacientes que no pueden contraer de forma activa los músculos del suelo pélvico con el fin de ayudar a la motivación y la adherencia al tratamiento.

— **Técnicas de modificación de conducta**: algunas de ellas son la programación miccional (registro diario de la actividad miccional del paciente), alarmas de cama húmeda (sensores fijados a la ropa interior o a las sábanas, que al mojarse despiertan al paciente –usados en enuresis), técnicas de relajación (yoga, meditación, digito-puntura).

Tratamiento quirúrgico.
La cirugía es el tratamiento más resolutivo en la incontinencia urinaria de esfuerzo. En función del mecanismo de producción de la incontinencia y del defecto anatómico asociado, existen distintas técnicas para su corrección.

— **Corrección por vía abdominal**: suspensión del cuello vesical por vía abierta o laparoscópica, mediante suturas ancladas a elementos óseos o ligamentosos. Ej.: colposuspensión (Burch, etc.) sub o transperitoneal. Fig. 40.

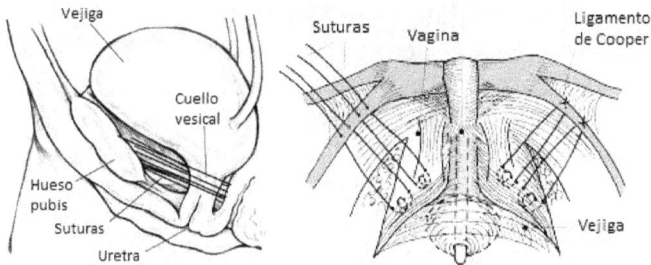

Fig. 40. Técnica de Burch. Vistas lateral y superior.

— **Suspensión vía vaginal:** la uretra se suspende mediante suturas que son transferidas mediante agujas a la región suprapúbica. Ej.: Gittes, Raz, Pereyra, Stamey. Técnicas de uso muy selectivo.

— **Cinchas o cabestrillos (slings):** consiste en la utilización de cintas o parches sub-uretrales que proporcionan soporte a la uretra media sin ejercer tensión. En la actualidad, son las técnicas más utilizadas, siendo las más populares el TVT (Tension-free vaginal tape: cinta vaginal libre de tensión), el TOT (Tension-free Transobturator tape: cinta transobturatriz libre de tensión) y el sling de incisión única (también llamado min-sling). Fig. 41.

Son técnicas sencillas, relativamente seguras, de bajo costo, pudiendo realizarse con anestesia local, lo que supone una corta estancia hospitalaria y una rápida incorporación del paciente a la vida laboral. Los resultados funcionales son similares entre ellas, con un índice de curación/continencia a largo plazo elevado (> 70%). Las diferencias entre estas técnicas radican fundamentalmente en el abordaje quirúrgico y en el material empleado en cada una de ellas. **Actualmente hay una tendencia a usar materiales autólogos para las cinchas debido a las complicaciones a largo plazo de las mallas sintéticas.**

La cincha se suspende mediante fijación ósea o ligamentosa rodeando la uretra. Muchos son los materiales utilizados en la elaboración de la cinta o sling: materiales autólogos (fascia lata, aponeurosis de los rectos anteriores, parches de vagina, etc.) y materiales sintéticos.

En el hombre las cinchas se colocan por vía retro escrotal y comprimiendo la uretra bulbar.

Retropúbico

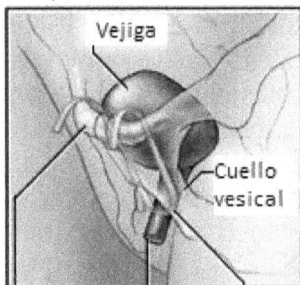

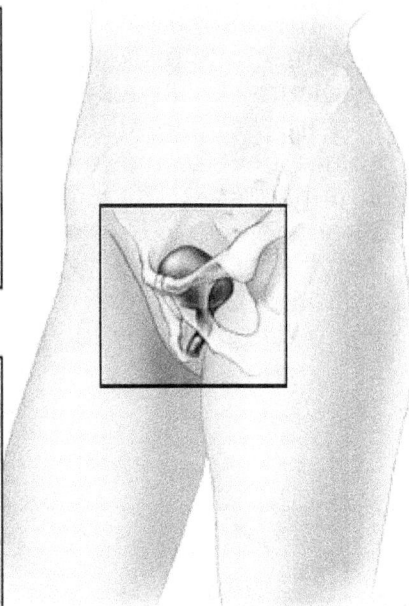

Transobturador

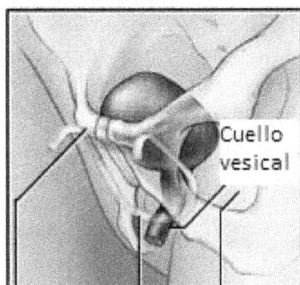

Fig. 41. Cinchas suburetrales.

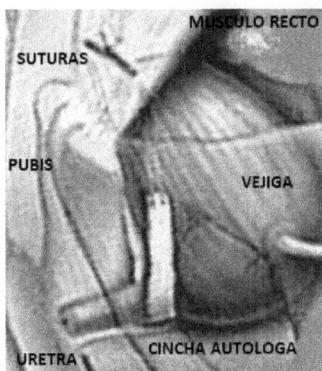

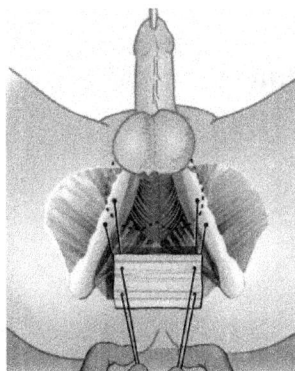

Fig. 42. Cincha con parche de tejido autólogo (del propio paciente).

— **Inyecciones peri-uretrales**: buscan la creación de un mecanismo oclusivo periuretral que incremente la resistencia del mecanismo de cierre, mediante la inyección submucosa de agentes inertes. Se han utilizado diferentes materiales, como dextranómero, ácido hialurónico, grasa autóloga, teflón, silicona, colágeno, carbón pirolítico, etc. Es una técnica poco invasiva, sencilla, pero con resultados poco esperanzadores a largo plazo, requiriendo retratamiento, con el costo económico, como principal inconveniente.

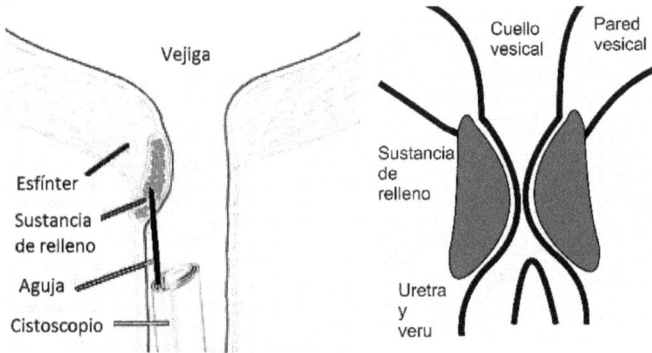

Fig. 43. Inyecciones peri-uretrales.

Se debe considerar los agentes intramurales de aumento de volumen (silicona, esferas recubiertas de circonio, de carbono o co-polímero de ácido hialurónico/dextrano) para el tratamiento de la IU de esfuerzo si el tratamiento previo ha fracasado. Los pacientes deben ser conscientes de que:

- Pueden ser necesarias inyecciones repetidas para conseguir resultados.
- La eficacia disminuye con el tiempo.
- La eficacia es inferior a la de las cinchas sintéticas o cinchas autólogas.

Un método alternativo de inyección es vía suprapúbica, colocando el cistoscopio por la vaina de colocación de una sonda suprapúbica. Fig. 44.

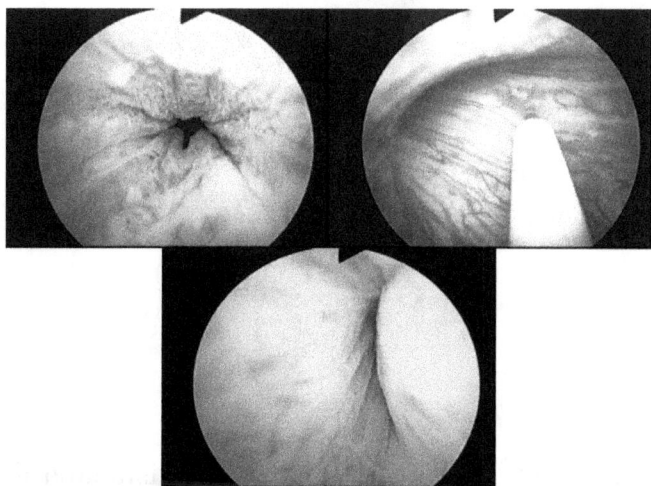

Fig. 44. Inyección suprapúbica (SUSIT).

— **Esfínter urinario artificial**: exige de los pacientes capacidad y responsabilidad para su correcto manejo. Está indicado en algunos pacientes neurológicos, en la incontinencia urinaria masculina por incompetencia uretral iatrogénica, y muy excepcionalmente en la incontinencia urinaria de esfuerzo en la mujer en la que haya fracasado el resto de las alternativas. Consta de un manguito de presión inflable que se coloca rodeando por fuera a la uretra o al cuello vesical, ocluyendo uniformemente estas estructuras al llenarse de líquido procedente de un reservorio situado normalmente retropúbico (espacio de Retzius). Fig. 45. El sistema se completa con una bomba que el paciente puede accionar a voluntad para el vaciado vesical, colocada en el interior del escroto o labio mayor.

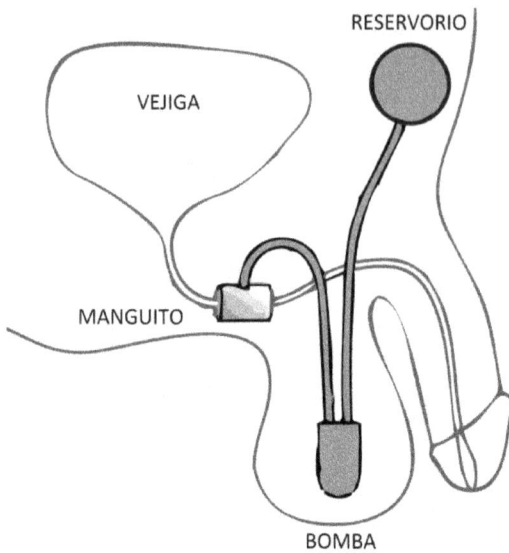

Fig. 45. Esfínter urinario artificial, vista lateral.

Se ha demostrado que los equipos que realizan un número de operaciones suficiente para mantener su entrenamiento obtienen los mejores resultados en el tratamiento quirúrgico de la incontinencia. Se recomienda una carga de trabajo anual de al menos 20 casos para la IU de esfuerzo. Los equipos que realizan menos de 5 casos anuales de cualquier procedimiento deberían hacerlo sólo con el apoyo de su dirección técnica; de lo contrario es mejor referir al paciente a un centro con números de casos anuales adecuados.

INCONTINENCIA URINARIA MIXTA.

La IU Mixta se define como el escape involuntario de orina asociado con la urgencia y también con el esfuerzo de la tos o estornudos. Esto implica la coexistencia tanto de la incontinencia urinaria de esfuerzo (IUE) como de la incontinencia urinaria de urgencia (UUI).

En relación a su tratamiento lo aconsejable es iniciar un manejo higiénico /dietético/conductual y luego agregar tratamiento farmacológico si es necesario, mantenido durante varias semanas. Al cabo de este tiempo se evaluará de nuevo al paciente para ver la contribución de cada mecanismo (hiperactividad del detrusor o falla del mecanismo de cierre uretral). Si la incontinencia permanece en grado leve, se propondrá tratamiento rehabilitador de los músculos pélvicos, y si lo hace en grado importante, se propondrá corrección quirúrgica.

ENURESIS.

Dres. Wilson Chiva, Levin Martínez, Analía Galván y Jorge Clavijo.

La enuresis se define como la micción involuntaria que tiene lugar durante el sueño a una edad y frecuencia socialmente inaceptables.

Se maneja en atención primaria por su accesibilidad y posibilidad de conocer mejor a la familia ubicándose en una situación privilegiada para detectarlo precozmente, tratarlo en el momento adecuado, evitando así la repercusión negativa en el niño o la familia, de forma de identificar los casos de mala evolución para derivar a otro nivel asistencial.

El tipo más frecuente es la enuresis primaria monosintomática, siendo su diagnóstico sencillo con una anamnesis dirigida a este problema. La exploración es normal y la única prueba imprescindible es el diario miccional. La alarma y la Desmopresina son los únicos tratamientos disponibles que se han mostrado eficaces y seguros.

El concepto de enuresis varía en función de qué entidad se tome como referencia, lo que ha llevado a confusiones de terminología y a que en ocasiones resulte difícil comparar tanto estudios epidemiológicos como de resultados de tratamiento.

Aunque en general existe un acuerdo entre las distintas sociedades científicas en aceptar la edad igual o mayor a cinco años para considerar enuresis, no coinciden otros aspectos como son la frecuencia de noches mojadas necesarias para establecer el diagnóstico o incluso para graduar la gravedad.

El consenso del grupo español de urodinámica y la SINUG propone que la enuresis es un síntoma a la vez que una enfermedad y se definió como incontinencia urinaria intermitente mientras los niños duermen, lo que se aplicará a niños de 5 años o mayores, y será independiente de si el niño tiene o no síntomas diurnos; además, se consensuó que el término enuresis diurna es obsoleto y debe evitarse, quedando el término enuresis como sinónimo de EN (enuresis nocturna).

La definición que más se ajusta a la realidad de los niños que mojan la cama, fuera del ámbito psiquiátrico, es la propuesta por la International Children's Continence Society, revisada y traducida por el Grupo Español de Urodinámica y SINUG que diferencia claramente la enuresis de otros tipos de incontinencia que han llevado a confusiones. Así, la enuresis (equivalente a enuresis nocturna) es la micción que ocurre solo durante el sueño a una edad y frecuencia socialmente inaceptables, considerando su diagnóstico a partir de los cinco años y con un punto de corte de frecuencia < 1 noche/mes que puede aceptarse en niños pequeños, pero no en mayores y adolescentes.

Conocer los distintos **tipos de enuresis** es importante ya que el enfoque diagnóstico y terapéutico será distinto:

· **Enuresis primaria:** moja la cama desde siempre, nunca ha existido sequedad completa durante un periodo mayor o igual a seis meses. Su etiología es desconocida y aunque la herencia juega un papel importante en este tipo de enuresis, no tiene valor pronóstico ni influye en el tratamiento.

- Enuresis monosintomática: el único síntoma urinario es el escape de orina durante el sueño.

- Enuresis no monosintomática: existen escapes nocturnos y otros síntomas del tracto urinario como pueden ser: incontinencia, urgencia, etc., durante el día.

· **Enuresis secundaria:** la enuresis aparece después de un periodo seco de al menos seis meses. Siempre hay que investigar la causa. Dentro de estas la de mayor frecuencia es la que se presenta en pacientes con problemas emocionales seguida por: pacientes con estreñimiento, infestación por oxiuros y obstrucción importante de la vía aérea superior. Más raras son la diabetes mellitus o insípida que en general coexisten con otros síntomas.

En la fisiopatología de la enuresis se han visto involucrados factores genéticos, hereditarios, urodinámicos (capacidad vesical disminuida, vejiga hiperactiva, disfunción miccional de vaciado), hormonales como alteración en la liberación de la vasopresina, factores del sueño, psicológicos, psiquiátricos, enfermedades orgánicas como el estreñimiento, la apnea del sueño, la diabetes, la alergia o la bacteriuria.

Dejando la cuestión de a quién considerar enurético y a qué se deben los escapes, se ha sugerido que los escapes pueden, potencialmente, afectar al niño que los padece y a su ambiente social, escolar y familiar. Algunos estudios han sugerido que la autoestima de los enuréticos es menor que la de los niños sin esta patología, incluso menor que la de los niños con diversas enfermedades crónicas. Según Morrison et al, la enuresis impide a los niños su integración en el entorno, les dificulta la asistencia a excursiones, a campamentos escolares, les asusta pernoctar en casas ajenas, les hace sentir que algo en su cuerpo no funciona, tienen sensación de inseguridad, miedo a ser descubiertos, a sufrir burlas por parte de los compañeros y en ocasiones piensan que están perdiendo una época de su vida. La enuresis también se ha relacionado con el fracaso escolar.

En cuanto a la prevalencia, datos más actualizados de distintos países sitúan a la enuresis en alrededor del 16% a la edad de cinco años y 1-3% en adolescentes y adultos, con mayor afectación en varones. El tipo más frecuente (> 80%) es la enuresis primaria monosintomática. De manera independiente de si la prevalencia de enuresis ha aumentado o no, la percepción es que en los últimos años se ha visto un número más elevado de casos de enuresis, ya que es un tema actualmente más discutido y del cual existe mayor información. Tal vez los cambios actuales en los estilos de vida donde existe mayor participación de los niños en eventos sociales o escolares que requieren pernoctar fuera de casa, la menor vergüenza y estigmatización del problema por parte de la familia y los pacientes y el conocer otros casos que han sido resueltos con éxito, pueden haber contribuido a ello.

En cuanto al diagnóstico, se necesita una entrevista clínica dirigida y una exploración simple. La única prueba complementaria imprescindible es el diario miccional. Mediante la entrevista se puede llegar a conocer el tipo de enuresis (primaria o secundaria / monosintomática o no monosintomática) valorando también su gravedad, el impacto familiar y del paciente sobre la enuresis. También es conveniente descartar síntomas urinarios diurnos, patologías asociadas que puedan interferir en la evolución como son el estreñimiento, trastorno por déficit de atención, valorando así factores que pueden influir en el posterior éxito del tratamiento.

Para confirmar el tipo de enuresis y descartar otros problemas neurourológicos asociados, se recomienda una mínima exploración:
· Palpación abdominal.
· Inspección de genitales descartando malformaciones.
· La ropa interior manchada de heces, secreciones u orina.
· Inspección del dorso del niño/a para descartar lesiones que sugieran Disrafismo.
· Observación de la marcha talón-puntillas adelante y atrás descalzos.

La única prueba complementaria imprescindible como se dijo anteriormente es el registro diario miccional de al menos tres días. No es necesario que los días sean consecutivos. Se puede solicitar como complemento un el registro de la defecación del paciente para descartar el estreñimiento. La urodinamia con EMG solo se utiliza si no hay respuesta a los tratamientos y si hay sospecha clínica de disfunción vesico esfinteriana y algunos autores proponen solo la flujometría con EMG para reducir la invasividad.

Sabemos que **no es conveniente comenzar rutinariamente el tratamiento antes de los cinco años.** Se debe explicar que los sistemas de recompensa positiva para un comportamiento adecuado deben ser utilizados solos o en conjunto con otros tratamientos para la enuresis. Por ejemplo, las recompensas se pueden dar para: beber niveles recomendados de líquidos durante todo el día, ir al baño a orinar antes de dormir, la participación en el manejo (ejemplo: la toma de medicamentos o ayudar a cambiar la ropa de cama).

Dada la complejidad de su etiología, el tratamiento plantea un abanico de posibilidades:

El tratamiento de elección, con mayor éxito, es la utilización de una **alarma miccional**. Fig. 46. Este se trata de un entrenamiento condicionado, con alarmas de cama, que se encuentra dirigido a enseñarles a contener la orina para así poder controlar su deseo miccional, o bien despertar al niño mediante aparatos de alarma que suenan cuando "se moja" la cama, dando cuenta de lo que está ocurriendo.

En cuanto a fármacos, los de elección son los análogos de la hormona antidiurética (ADH) como la Desmopresina, que produce una reducción efectiva de la excreción nocturna de orina. Este se encuentra disponible a modo de inhalador y en comprimidos. La dosis utilizada es de 200-400 mcg/día siendo administrada en comprimidos por vía oral previa a acostarse, obteniéndose respuestas rápidas pero con rápida recidiva al discontinuar el fármaco.

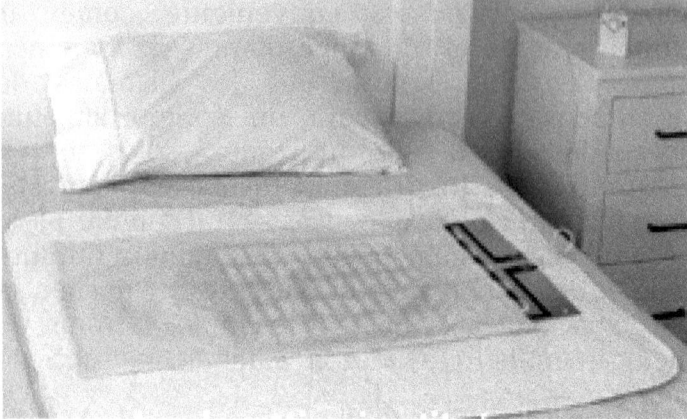

Fig. 46. Alarma miccional.

La **Imipramina**, un antidepresivo tricíclico, ha demostrado su eficacia con efectos: leve acción anticolinérgica periférica y acción simpática a nivel vesical asociada al efecto central con probable disminución de la intensidad del sueño y probable aumento de la secreción de ADH. La dosis utilizada es de 25 mg nocturnos en niños menores de 8 años y de 50 mg en niños mayores de 9 años. Es más útil en niños con déficit atencional e hiperactividad asociado a enuresis. Los anticolinérgicos son más eficaces cuando se demuestra hiperactividad del detrusor o síntomas diurnos de hiperactividad vesical. La respuesta a los fármacos suele ser buena, aunque el número de recaídas es elevado cuando se suspende su administración, por lo que es aconsejable combinarlos con otras medidas.

El **control hídrico** en los niños enuréticos es muy importante, estos deben hidratarse durante el día y adelantar el horario de la cena, evitando beber luego de la misma y dejando pasar entre esta y el sueño un mínimo de 2 horas. Los niños además deben orinar antes de acostarse. Esta medida, que aparenta ser sencilla, precisa de la colaboración familiar y obliga a cambiar costumbres cotidianas, situación que no siempre es fácil de realizar.

Calendario de éxitos y fracasos donde se deben registrar las noches secas y húmedas de manera que se pretende así potenciar la autoestima tras el éxito e implicar al niño de forma activa en su tratamiento. Se debe en lo posible colocar un calendario grande en un lugar bien visible para el niño/a.

Tratar de **evitar utilizar pañales** en los casos de enuresis pues con esto le ofrecemos al niño un "soporte de seguridad" que va en contra del objetivo de "curación".

Tranquilizar al niño y su entorno familiar para evitar la ansiedad, informando sobre la existencia de remisión espontánea en la mayoría de los casos (mayor al 90%) con la entrada a la pubertad.

Otros tratamientos que cabe mencionar son: acupuntura, electro estimulación periférica y el biofeedback. Una especial mención merece el biofeedback, tratamiento con el que se pretende mediante la tecnología adecuada, hacer conscientes para el niño los procesos fisiológicos que no lo son, de forma que pueda modularlos y corregir su mal funcionamiento. Los niños con una mala coordinación de su micción (disfunción vesico esfinteriana), con mala relajación del esfínter estriado durante la micción, son susceptibles a este tratamiento rehabilitador consiguiendo buenos resultados en casos seleccionados.

Se han realizado múltiples estudios valorando respuestas a tratamientos instaurados para recomendar uno u otro basado en la respuesta positiva, neutral o negativa a estos. Del estudio de prevalencia de Young con más de 16000 sujetos con enuresis primaria, se deduce que la mayoría de los niños pequeños con enuresis leve (< 3 noches/semana) tienden a la resolución espontánea, pero es importante recordar que aquellos que mojan más de tres noches/semana y los casos que persisten después de los nueve años, difícilmente se resolverán sin tratamiento, por lo que se hacen las siguientes recomendaciones:

a) Los niños que mojan a diario o más de una vez por noche no tienden a la curación espontánea a ninguna edad. Deben ser tratados con intención curativa, no vale la pena esperar.

b) Los niños que mojan 3-6 veces/semana y son > 8 años no tienden a la curación espontánea. La mayoría de estos pacientes siguen siendo enuréticos en la edad adulta. Deben ser tratados con intención curativa, no vale la pena esperar.

c) Los niños mayores de nueve años, independientemente de la frecuencia, no tienden a la curación espontánea. A partir de esta edad la prevalencia no varía y es similar a la edad adulta. Deben ser tratados con intención curativa, no vale la pena esperar.

d) Tienden a la curación espontánea la mayoría de los niños que mojan menos de tres noches por semana y son menores de 8-9 años. No obstante, se debe valorar si al niño le preocupa, demanda solución o si la familia tolera mal la enuresis e iniciar el tratamiento y no demorarlo en estos casos.

Un estudio caso/control con niños de 5-15 años ha mostrado que la enuresis se asocia a un apego a la madre menos seguro, menor autoestima del sujeto en todos los ámbitos (afectivo, corporal, escolar y familiar) y más problemas emocionales, hiperactividad, alteraciones de la conducta y problemas con los compañeros que los controles, algo que teóricamente podría evitarse con un tratamiento adecuado y temprano de la enuresis. El tratamiento se debería instaurar de forma precoz ante una probabilidad baja de curación espontánea y para mejorar la baja autoestima del niño o evitar un impacto negativo individual y familiar.

En cuanto a medidas a tomar en cuenta respecto al tratamiento del niño enurético al comenzar el tratamiento, como primera medida debemos desmitificar el problema y evitar acciones punitivas. Restringir líquidos vespertinos, evitando especialmente las bebidas diuréticas y colas e ir al baño antes de acostarse son actitudes generales razonables que muchas veces los padres ya han realizado y se recomienda mantenerlas como se ha nombrado anteriormente.

Además de las medidas generales descritas, el tratamiento se basa en la terapia conductual con alarma y el farmacológico con Desmopresina según lo antes mencionado. **También pueden usarse asociados.** Actualmente no se recomiendan otros fármacos como primera elección.

La terapia motivacional con calendarios de noches secas/mojadas mediante dibujos, soles o nubes, etc., será de gran ayuda a objetivar la situación basal del número de noches mojadas y a valorar la evolución. Por ello y a pesar de la ausencia de estudios de calidad, se recomienda antes y junto a los otros tratamientos mencionados, ya que carece de efectos adversos.

Levantar al niño por la noche para orinar, incluso estando dormido es una medida que sirve para que no moje la cama, pero no para curar la enuresis. El entrenamiento para la retención vesical (ejercicios de retrasar la micción progresivamente por periodos más largos) no aporta ningún beneficio y tampoco se recomienda. La técnica de corte del chorro durante la micción predispone a patología funcional de la vejiga (micción obstructiva funcional) y se desaconseja.

Dado que **el estreñimiento puede interferir con el tratamiento, se recomienda investigarlo y tratarlo previamente.**

Aunque antes se recomendaba investigar y tratar la apnea obstructiva del sueño en pacientes con enuresis, se ha demostrado que no existe tal relación salvo en casos graves de apnea en niñas.

Es importante valorar con la familia y el niño el objetivo terapéutico antes de iniciar el tratamiento. Usualmente el objetivo buscado es la curación, que significa sequedad completa mantenida tras al menos seis meses de haber finalizado el tratamiento.

Aunque debemos estimular siempre al paciente y su familia hacia el objetivo de curación en un plazo más o menos corto, también deben conocer que en ocasiones no es posible y en estos casos sería adecuado el control de la enuresis con un tratamiento continuado a largo plazo.

Salvo excepciones, cuando el objetivo es la curación, el tratamiento más eficaz y de elección es la alarma. Sin embargo, la respuesta suele ser lenta (aproximadamente 3-4 meses) y exige esfuerzo e implicación del niño y la familia. Su eficacia es mayor cuando el número de noches mojadas es elevado. Estas cifras de curación mejoran si se recomienda la técnica de refuerzo para finalizar el tratamiento. Consiste en prolongar el tratamiento con alarma, tras haber logrado un mes de sequedad total, administrando 1-2 vasos de agua antes de acostarse hasta conseguir de nuevo no mojar durante un mes. No se recomienda la alarma en casos de falta de motivación o colaboración de los padres o el niño, en situaciones estresantes del niño o la familia, ni ante el trastorno de déficit de atención-hiperactividad u otros problemas psiquiátricos, por ser factores de mal pronóstico para el éxito del tratamiento. El tratamiento no consiste en prescribir la alarma y que la familia lo controle, es un tratamiento conductual que exige un seguimiento clínico frecuente (cada 2-3 semanas) para verificar el progreso y mantener el estímulo del niño y la familia. Esta es la clave del éxito.

Cuando no se puede utilizar la alarma, la Desmopresina es una opción terapéutica. Aunque es efectiva en reducir el número de noches mojadas mientras se toma, al suspenderla de forma brusca la recaída es lo habitual, se ha observado en ensayos clínicos que no cura más que el placebo. Sin embargo, un esquema de retirada estructurada del fármaco a dosis completa, pero espaciando progresivamente las noches sin medicación y estimulando al niño para que se atribuya el éxito a sí mismo en lugar de al fármaco, añade un efecto curativo al tratamiento farmacológico. Como con la alarma, el estímulo del niño con terapia motivacional y visitas frecuentes son importantes para mejorar la respuesta con Desmopresina.

Cuando el objetivo es el control de síntomas, la Desmopresina es la opción terapéutica por su eficacia mantenida y buena tolerancia a largo plazo. Si se tienen en cuenta unas precauciones básicas, es un fármaco seguro a corto y largo plazo. El efecto adverso más temido, que puede y debe evitarse restringiendo líquidos, es la intoxicación acuosa. Si se administra de forma continua se recomienda interrumpir el tratamiento y revaluar cada tres meses.

BIBLIOGRAFÍA.

1. Guía de práctica clínica: Enuresis nocturna primaria monosintomática en Atención Primaria. Úbeda Sansano M., Martínez García R., Díez Domingo J. Rev Ped At Prim. 2005; 7:61-3.
2. An epidemiological study of nocturnal enuresis in Taiwanese children. Chang P., Chen W.J., Tsai W.Y., Chiu Y.N. BJU Int. 2001; 87(7):678-81.
3. Epidemiology of childhood nocturnal enuresis in Malaysia. Kanaheswari Y. J Paediatr Child Health. 2003; 39(2):118-23.
4. DSM-IV: Manual diagnóstico y estadístico de los trastornos mentales (1994). American Psychiatric Association. Valdés Miyar M, (ed.). Barcelona: Masson; 2001.
5. Standardization and definitions in lower urinary tract dysfunction in children. International Children's Continence Society. Norgaard J.P., van Gool J.D., Hjalmas K., Djurhuus J.C., Hellstrom A.L. Br J Urol. 1998; 81(Suppl 3):1-16.
6. Propuestas de adaptación terminológica al español de la estandarización del tracto urinario inferior en niños y adolescentes de la ICCS. Martínez-García R., Mínguez Pérez M., Nevéus T., Von Gontard A., Hoebeke P., Hjalmas K., et al. Actas Urol Esp. 2008. 32(4):371-389.
7. Clinical efficacy and safety of desmopressin in the treatment of nocturnal enuresis. Klauber G.T. J Pediatr. 1989; 114(4 Pt 2):719-22.
8. Annotation: Night wetting in children: Psychological aspects. Butler R.J. J Child Psychol Psychiatry. 1998; 39(4):453-63.
9. Child psychiatry aspects of enuresis nocturna. Von Gontard A. Wien Med Wochenschr. 1998; 148(22):502-5.
10. You feel helpless, that's exactly it: Parents' and young people's control beliefs about bed-wetting and the implications for practice. Morison M.J., Tappin D., Staines H. J Adv Nurs. 2000; 31(5):1216-27.
11. Voiding habits and wetting in a population of 4,332 Belgian schoolchildren aged between 10 and 14 years. Bakker E., Van Sprundel M., Van der Auwera J.C., van Gool J.D., Wyndaele J.J. Scand J Urol Nephrol. 2002; 36(5):354-62.
12. An Italian epidemiological multicentre study of nocturnal enuresis. Chiozza M.L., Bernardinelli L., Caione P., Del Gado R., Ferrara P., Giorgi P.L., et al. Br J Urol. 1998; 81(Suppl 3):86-9.
13. An epidemiological study of primary nocturnal enuresis in Chinese children and adolescents. Wen J.G., Wang Q.W., Chen Y., Wen J.J., Liu K. Eur Urol. 2006; 49(6):1107-13.

14. Prevalence of enuresis in 4-to-16-year-old children: An epidemiological study. Verhulst F.C., van der Lee J.H., Akkerhuis G.W., Sanders-Woudstra J.A., Donkhorst I.D. Ned Tijdschr Geneeskd. 1985; 129(49):2260-3.

15. The epidemiology of childhood enuresis in Australia. Bower W.F., Moore K.H., Shepherd R.B., Adams R.D. Br J Urol. 1996; 78(4):602-6.

16. Nocturnal enuresis: a survey of parental coping strategies at 7 1/2 years. Butler R.J., Golding J., Heron J. Child Care Health Dev. 2005; 31(6):659-67.

17. Nocturnal enuresis at 7.5 years old: Prevalence and analysis of clinical signs. Butler R.J., Golding J., Northstone K. BJU Int. 2005; 96(3):404-10.

18. Nocturnal enuresis and overactive bladder in children: An epidemiological study. Kajiwara M., Inoue K., Kato M., Usui A., Kurihara M., Usui T. Int J Urol. 2006; 13(1):36-41.

19. Propuestas de adaptación terminológica al español de la estandarización de la terminología del tracto urinario inferior en niños y adolescentes de la ICCS. Martínez García R, Mínguez Pérez M; Grupo Español de Urodinámica, SINUG. Actas Urol Esp. 2008;32:371-89.

20. Enuresis nocturna primaria monosintomática en Atención Primaria. Guía de práctica clínica basada en la evidencia. Úbeda Sansano MI, Martínez García R, Díez Domingo J. Rev Pediatr Aten Primaria. 2005;7 Suppl 3:s7-s152.

21. Prevalencia de la enuresis nocturna en la Comunidad Valenciana. Sección infantil del estudio nacional de incontinencia. Estudio EPICC. Ramírez-Backhaus M, Martínez Agulló E, Arlándis Guzmán S, Gómez Pérez L, Delgado Oliva F, Martínez Garcia R, et al. Actas Urol Esp. 2009; 33:1011-8.

22. Differences in characteristics of nocturnal enuresis between children and adolescents: a critical appraisal from a large epidemiological study. Yeung CK, Sreedhar B, Sihoe JD, Sit FK, Lau J. BJU Int. 2006; 97:1069-73.

23. Psychological correlates of enuresis: a case-control study on an Italian sample. Coppola G, Costantini A, Gaita M, Saraulli D. Pediatr Nephrol. 2011; 26:1829-36.

24. Nocturnal enuresis in children: prevalence, correlates, and relationship with obstructive sleep apnea. Su MS, Li AM, So HK, Au CT, Ho C, Wing YK. J Pediatr. 2011; 59:238-42 e1.

25. Intervenciones con alarmas para la enuresis nocturna en niños (Revisión Cochrane traducida). Glazener CMA, Evans JHC, Peto RE. En: La Biblioteca Cochrane Plus, 2008 Número 4. Oxford: Update Software Ltd. Disponible en: http://www.update-software.com. Traducida de The Cochrane Library, 2008 Issue 3. Chichester, UK: John Wiley & Sons, Ltd.

26. Desmopresina para la enuresis nocturna en niños (Revisión Cochrane traducida). Glazener CMA, Evans JHC. En: La Biblioteca Cochrane Plus, 2008 Número 4. Oxford: Update Software Ltd. Disponible en: http://www.update-software.com. Traducida de The Cochrane Library, 2008 Issue 3. Chichester, UK: John Wiley & Sons, Ltd.

27. Examination of the structured withdrawal program to prevent relapse of nocturnal enuresis. Butler RJ, Holland P, Robinson J. J Urol. 2001; 166:2463-6.

28. Oral desmopressin: a randomized double-blind placebo controlled study of effectiveness in children with primary nocturnal enuresis. Skoog SJ, Stokes A, Turner KL. J Urol. 1997; 158:1035-40.

29. The efficacy and safety of oral desmopressin in children with primary nocturnal enuresis. Schulman SL, Stokes A, Salzman PM. J Urol. 2001; 166:2427-31.

INCONTINENCIA POR REBOSAMIENTO.

En aquellos pacientes que presenten una disfunción de vaciado, deberemos actuar combatiendo la obstrucción y/o resolviendo la retención. La incontinencia por rebosamiento es en realidad una retención completa de orina y debe ser tratada como tal. La incontinencia es aquí solo un síntoma.

FISTULAS URINARIAS.

Dres. Hugo Badía, Viviana Dieppa, Edward Eguiluz y Jorge Clavijo.

El término fístula indica una comunicación anómala entre dos superficies epiteliales. La frecuencia de las fístulas urinarias está en descenso debido a los avances en el tratamiento médico y al mejoramiento de la atención en salud. Aunque cada vez más esporádicas, estas entidades deben ser conocidas, prevenidas y tratadas.

Fístulas uro-genitales.

1. Fístulas Vésico-vaginales. (Fig. 47).

Las vesico-vaginales representan las fístulas urogenitales más frecuentes. En los países en vías de desarrollo, el trauma obstétrico es la principal causa de estas complicaciones, asociado con partos traumáticos y con cesáreas y roturas uterinas. Además, en el 8% de los casos pueden coexistir fístulas recto-vaginales o desgarros perineales de tercer grado. En los países desarrollados, la cirugía ginecológica es la causa más frecuente de fístulas vesico-vaginales. La histerectomía abdominal o vaginal se asocia con el 75% de las fístulas. La cirugía uterina previa, la endometriosis y la radioterapia pélvica son factores predisponentes. Las anomalías congénitas, infecciones, cuerpos extraños y tumores pélvicos localmente avanzados son responsables de la mayoría de las fístulas no iatrogénicas.

ETIOLOGÍA:
Congénita.

Adquirida:
1. Iatrogénica
   a) Histerectomía
   b) Cirugía de la incontinencia
   c) Colporrafia anterior
   d) Laparoscopia pélvica
   e) Biopsias ginecológicas
   f) Lesión por radiación
2. No iatrogénica
   a) Carcinoma pélvico avanzado
   b) Parto traumático
   c) Infecciosa-tuberculosa
   d) Cuerpos extraños (vaginales o vesicales)

Pueden darse aisladas, pero en número no infrecuente 12%, puede haber asociación fistulosa; o ser bilaterales (uretero-vaginales), y/o involucrar otros órganos: fístulas combinadas uro-genito-entéricas.

Por la complejidad fistulosa se clasifican en simples y complejas. Las FU simples, no tienen factores condicionantes, son de pequeño tamaño, y no tienen mayor necrosis. Los FU complejas merecen consideraciones especiales, y son más demandantes en la estrategia y técnica quirúrgica. Son fístulas grandes:> 2 – 5 cm, como las obstétricas; las de etiología rádica, neoplásica; las asociadas a pérdidas extensivas de la uretra, y cuello vesical; las asociadas a fístulas entéricas, flemones pelvianos; las asociadas a pérdidas de la capacidad vesical, a disfunción esfinteriana; y fístulas recidivadas, luego de intentos de reparación quirúrgica.

Todos estos elementos, le dan un matiz de complejidad terapéutica, que deberán ser tenidos en cuenta, en el momento del planteo de la cirugía reparadora y, en el momento preciso de su tratamiento.

La injuria primaria es por traumatismo vascular. La disección roma sobre la vejiga, para separarla del cuello y de la vagina expone a la demuscularización, devascularización e incluso puede herir directa e inadvertidamente a la vejiga en su pared posterior. Igualmente la disección instrumental puede determinar heridas cortantes, que también pueden pasar desapercibidas y determinar una fístula.

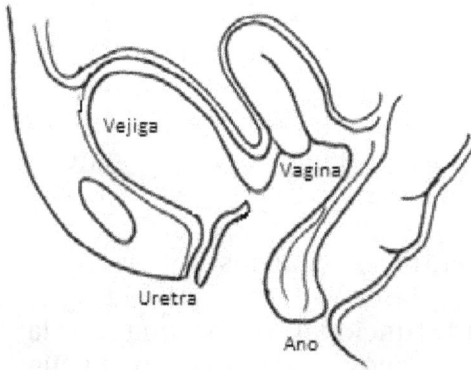

Fig. 47. Fístula vésico-vaginal.

Clínica. La paciente puede presentar emisión continua de orina por la vagina entre la primera y la segunda semanas del posoperatorio de una cirugía pélvica. Cabe considerar la posibilidad de extravasado de orina en quienes experimentan una evolución tórpida luego de una cirugía pélvica, sobre todo si presentan dolor hipogástrico, íleo paralítico, síndrome irritativo miccional o hematuria. La incontinencia, generalmente total y continua, es el signo clásico de este tipo de defecto. Las fístulas producidas por la radioterapia pueden desarrollarse en meses o años, y deben ser consideradas como neoplasias recidivantes hasta que la biopsia demuestre lo contrario. La exploración pelviana y los pasos diagnósticos deben confirmar que la secreción acuosa de la vagina es orina, determinar que la pérdida de orina no se debe a incontinencia a través de la uretra y la localización del sitio exacto de la fístula. El diagnóstico diferencial comprende incontinencia por disfunción vesical o uretral, ectopía ureteral, fístula uretro-vaginal, fístula uretero-vaginal, fístula urinaria uterina, drenaje vaginal de líquido peritoneal, fistula con una trompa de Falopio, infección vaginal y absceso pelviano.

La medición de la urea y de la creatinina presentes en el líquido evacuado permite confirmar que es orina. Ante la sospecha de fístula vesico-vaginal la paciente debe ser evaluada mediante cistoscopia con vaginoscopía. La cistoscopia permite el análisis de la topografía, relación entre los orificios ureterales y el trayecto fistuloso, tamaño y cantidad de fístulas, capacidad funcional o máxima de la vejiga y cualquier patología asociada con la vejiga.

Por otra parte, la vaginoscopía valora la inflamación e induración de la pared vaginal. En los casos con antecedentes tumorales y de radioterapia se debe biopsiar el punto fistuloso para descartar recidiva. De permanecer dudas, por ejemplo en fistulas muy pequeñas, se podría realizar en este momento una prueba colorimétrica, llenando la vejiga con azul de metileno y mechando la vagina con una compresa lo cual nos ayuda a identificar el pasaje y su localización. La administración de Fenazopiridina vía oral, la cual tiñe la orina de color naranja, podría en esta misma prueba, diferenciar la fistula vesico-vaginal de la fistula uretero–

vaginal, ya que en este último caso la compresa que ocupa la vagina quedaría teñida de color naranja y no azul. Las pruebas colorimétricas tienen baja sensibilidad.

Es obligatoria la evaluación del tracto urinario alto debido a que en el 10% de los casos coexiste una fístula uretero-vaginal. La TAC es la técnica utilizada con mayor frecuencia, aunque la pielografía retrógrada es la técnica más confiable. La cistografía miccional demuestra el paso de contraste a la vagina y permite la identificación de otras anomalías anatómicas como el prolapso de la pared vaginal anterior, incompetencia uretral, fístula uretro-vaginal y reflujo vesico-ureteral. La RMN provee imágenes de buena calidad diagnostica, en varios planos y sin exposición a radiación ionizante.

La evaluación urodinámica está contraindicada, ya que debe corregirse la alteración anatómica antes de hacer una evaluación funcional. La UIV es un estudio histórico sin ventajas sobre los estudios anteriormente mencionados.

Con el fin de minimizar el impacto físico y psicológico de estas fístulas se debe considerar la posibilidad de la corrección precoz. Debe usarse un catéter vesical, uretral o suprapúbico para reducir las pérdidas de orina antes de la corrección quirúrgica. Además, es fundamental el uso racional y bien programado de los antibióticos para el control de posibles infecciones bacterianas y micóticas. En mujeres posmenopáusicas, la terapia de reemplazo hormonal mejora la revascularización y la calidad general de los tejidos. El éxito de la corrección reside en lograr la aproximación de tejidos sin inflamación y con buena vascularización. El momento de la corrección quirúrgica depende del caso, aunque la resolución de la inflamación del tejido que rodea la fístula es el factor limitante. En caso de defectos pequeños y no complicados con isquemia, radiación o inflamación se puede realizar un abordaje conservador basado en el drenaje vesical permanente. Esta medida, asociada con la antibioticoterapia para mantener la orina estéril y el empleo de anticolinérgicos para controlar las contracciones del detrusor puede resolver el 10% de las fístulas pequeñas post histerectomía.

La mayoría de los defectos se pueden reparar mediante el acceso transvaginal poco invasivo que permite una recuperación más rápida. La técnica quirúrgica consiste en la creación de un colgajo vaginal en forma de U de la pared anterior, cierre sin tensión en varias capas de la fístula y el uso apropiado de colgajos bien vascularizados superpuestos. En ciertos casos se puede asociar el empleo de catéteres ureterales que facilitan la movilización de colgajos vaginales y la exposición de la fístula.

El acceso abdominal se reserva en el caso de fístulas complicadas o complejas, reimplantación de uréteres y cistoplastia de aumento. El éxito terapéutico con ambas vías varía entre 85% y 100%. Las pacientes con fístulas asociadas con radioterapia o con tumores recidivantes pueden requerir colpocleisis o derivación urinaria dado que su porcentaje de éxito en la reparación es muy bajo.

Vías de abordaje de la reparación:
VÍA VAGINAL:
Ventajas:
a) Menor invasividad quirúrgica
b) Recuperación más rápida
c) Tiempo quirúrgico menor

d) No es necesario abrir la vejiga
e) Menor costo económico
Inconvenientes:
a) Campo quirúrgico más pequeño
b) Accesibilidad limitada, sobre todo en casos de vagina estrecha
c) No resuelve problemas intra-abdominales asociados

VÍA ABDOMINAL:
  Ventajas:
  a) Buena exposición
  b) Posibilidad de solucionar otros problemas intra-abdominales asociados
  Inconvenientes:
  a) Mayor invasividad quirúrgica
  b) Recuperación más lenta
  c) Mayor costo económico

Técnicas para corrección de fistulas urinarias:
I) TÉCNICAS ENDOSCÓPICAS:
  a) Tratamiento endoscópico con inyección de pegamento de fibrina y colágeno bovino (alto % falla, mínimamente invasivo, solo para fistulas muy pequeñas).
  b) Abordaje laparoscópico y realización de cualquier procedimiento.

II) TÉCNICAS ABIERTAS:
  a) Abordaje abdominal (en vaginas atróficas o necesidad de uso de estructuras abdominales). Fig. 48.
  b) Abordaje vaginal (buen trofismo y lesiones accesibles). Fig. 49.
  c) Abordaje combinado (defectos complejos).

III) INTERPOSICIÓN DE COLGAJOS (hacerlo siempre que sea posible):

a) Grasa labial de Martius (lesiones distales).
b) Músculo gracilis o colgajo mio-cutáneo (defectos extensos, incluyendo post-radioterapia).
c) Epiplón o grasa peritoneal (abordaje abdominal).
d) Colgajo de peritoneo (abordaje trans-vaginal).
e) Músculo recto anterior del abdomen (defectos extensos, incluyendo post-radioterapia).

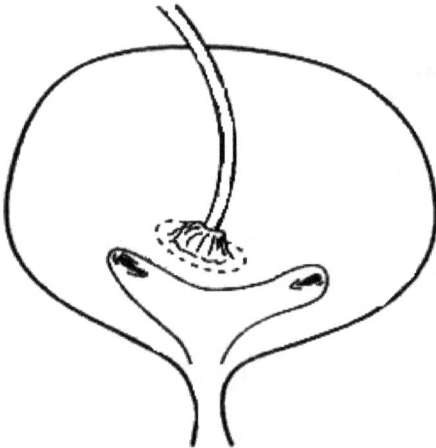

Fig. 48. Abordaje abdominal sub-peritoneal transvesical. Trayecto fistuloso cateterizado con sonda de balón tipo Foley/Fogarty la que se tracciona para resecar o disecar el borde de la fistula. Luego se cierra en 3 o 4 planos (vagina, fascia, detrusor, mucosa) que se desfasan para evitar superposición de líneas de suturas.

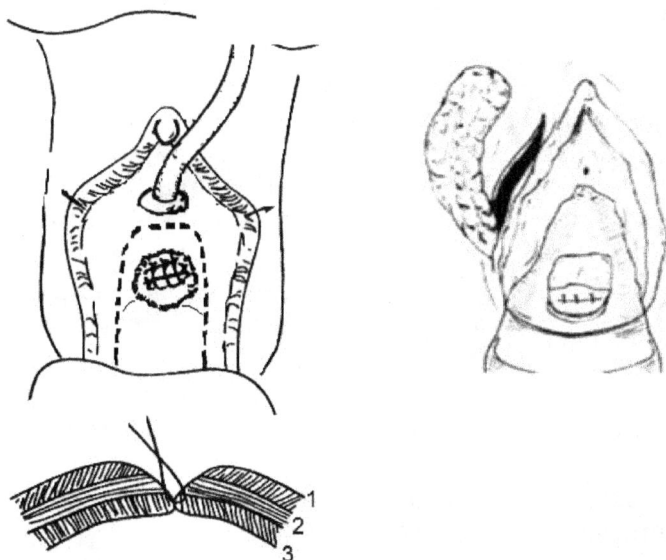

Fig. 49. Abordaje vaginal. Uretra cateterizada con sonda tipo Foley. Resección en U invertida de pared vaginal. Luego se cierra la fistula en 3 o 4 planos (vagina -3-, fascia -2-, detrusor y mucosa -1) que se desfasan para evitar superposición de líneas de suturas. Se avanza el colgajo (línea fina llena) hacia el borde cercano al meato uretral para cerrar la pared vaginal. Se puede usar colgajo de Martius, a derecha.

2. Fístulas Uretro-vaginales.

Por otra parte, las fístulas uretro-vaginales presentan una distribución etiológica similar a las anteriores. En los países desarrollados están asociadas con procedimientos quirúrgicos vaginales, mientras que en los países en vías de desarrollo la lesión obstétrica es el principal factor causal. Las fístulas que afectan el tercio medio y distal por fuera del mecanismo de continencia pueden ser asintomáticas o producir la eliminación de parte de la orina por vagina (meato "hipospádico"). En las fístulas proximales puede observarse incontinencia total o de esfuerzo. La evaluación de estas lesiones requiere determinar la extensión del defecto, así como la existencia de hiper-movilidad uretral, deficiencia esfinteriana intrínseca y calidad del tejido vaginal. La uretroscopía permite identificar la fístula y su extensión y evaluar el compromiso del trígono y del cuello vesical. La cistografía miccional también es una herramienta útil en la evaluación de estas lesiones. La reparación quirúrgica sigue los mismos principios generales que en el caso de las fístulas vesico-vaginales. La mayoría de las reparaciones se efectúan por vía vaginal, mientras que la vía abdominal se utiliza en caso de grandes defectos en cuello y trígono y que necesiten reimplantación ureteral.

3. Fístulas Útero-vesicales.

La comunicación adquirida entre el útero y la vejiga es poco frecuente y habitualmente asociada con complicaciones obstétricas. Representa el 3% de las fístulas urogenitales y en más de la mitad de los casos se produce luego de una cesárea, aunque también pueden producirse luego de trabajos de parto prolongados, asociados o no al uso de fórceps, a roturas uterinas y a cuerpos extraños (DIU). El cuadro clínico va a depender de la longitud y dirección del trayecto fistuloso y sobre todo, con su relación con el istmo uterino. En una fístula ístmica, que tiene un único sentido útero-vesical con amenorrea y hematuria cíclica, la continencia urinaria es perfecta debido a la tonicidad del istmo.

La fístula localizada por debajo del istmo condiciona la existencia de pérdidas urinarias, aisladas o asociadas a un doble sentido de circulación de orina y sangre. Desde el punto de vista clínico existen tres situaciones; incontinencia urinaria (50% al 85%), hematuria cíclica asociada con amenorrea y una combinación de las anteriores. En ocasiones se puede identificar la evacuación de orina por el orificio cervical con el esfuerzo. La cistografía miccional puede demostrar el paso de contraste a la cavidad uterina. La RMN es la técnica de mayor utilidad diagnóstica, que permite detectar el trayecto fistuloso.

Respecto de la estrategia quirúrgica, las vías abdominales, extra-peritoneal transvesical o trans-peritoneo-vesical son las preferidas. En pacientes menopáusicas y en quienes no tienen planificado concebir se puede efectuar simultáneamente una histerectomía.

4. Fístulas Uretero-vaginales.

La relación del uréter pelviano con el aparato genital femenino permite que el uréter distal sea lesionado durante procedimientos pélvicos y retroperitoneales. La fístula uretero-vaginal produce incontinencia total y continua, independiente de los aumentos de la presión intra-abdominal. La cirugía ginecológica es responsable de la mayor parte de estos defectos, con una incidencia del 1.6%. La histerectomía simple representa el 60% de las lesiones. Otros procedimientos ginecológicos de riesgo comprenden la cirugía anexial, las intervenciones para el tratamiento de la incontinencia y la cirugía vaginal anterior. Procedimientos urológicos, digestivos, vasculares y ortopédicos también pueden producir lesiones ureterales. Independientemente del mecanismo de la lesión, se produce una solución de continuidad en la pared del uréter con extravasación de orina, formándose una colección o abriéndose camino hacia la vagina, cavidad peritoneal, útero, intestino o piel. Localmente se produce una gran reacción local que a largo plazo producirá la estenosis del uréter. Las lesiones ureterales directas producen fuga de orina, asociadas o no con micciones normales. La paciente puede presentar dolor en la hemipelvis afectada y en ocasiones es posible palpar la masa producida por la acumulación de orina. El atrapamiento y la lesión del uréter por presión producen en el posoperatorio inmediato un cuadro sintomático con dolor secundario a la obstrucción del tracto urinario superior, náuseas, vómitos, distensión abdominal, íleo paralítico, fiebre y deterioro del estado general, hasta la instauración de la fístula.

En la secreción acuosa proveniente de la vagina y que corresponde a orina los niveles de creatinina y urea son superiores a los del plasma. El hallazgo se puede complementar con el empleo de colorantes intravenosos (índigo carmín) e intravesicales (azul de metileno). Es necesario evaluar el funcionamiento renal, la integridad del tracto urinario alto, la lateralidad, nivel y tamaño de la lesión y la presencia de lesiones asociadas. La TAC o RMN son las técnicas de elección, que demuestran en el 90% de los casos la existencia de dilatación ureteral proximal a la lesión y el trayecto fistuloso. La TC y la RM permiten identificar las anomalías responsables, definir la relación anatómica entre el órgano afectado y la fístula y proporcionar reconstrucciones tridimensionales e imágenes multiplanares de utilidad en la planificación de la estrategia terapéutica. Fig. 50. La pielografía retrógrada puede ser útil en el diagnóstico y planificación del tratamiento; además, posibilita la cateterización del uréter comprometido (parte del tratamiento endoscópico). La ecografía permite demostrar en el posoperatorio la existencia de hidronefrosis o de colecciones.

Las lesiones producidas por aplastamiento pueden ser tratadas mediante la inserción de un catéter ureteral doble J por unas 4 semanas. Ante la presencia de signos de isquemia o en caso de lesión directa es preferible la resección, espatulación y anastomosis de los extremos ureterales sobre un catéter ureteral. El empleo de catéteres ureterales puede ser esencial para una cicatrización correcta, ya que permite la adecuada alineación de la anastomosis, deriva la orina y alivia la obstrucción producida por el edema posoperatorio. La colocación de un drenaje urinario externo (nefrostomía) mejora el estado posquirúrgico agudo y permite el estudio de la anatomía del uréter lesionado y ayuda en la selección del método de reparación.

En caso de fístula incompleta se puede intentar el cateterismo retrógrado y la inserción de un catéter ureteral doble J.

Por último, ante el fracaso de las técnicas endourológicas, los procedimientos quirúrgicos abiertos son la norma. La necesidad de lograr una anastomosis sin tensión limita el uso de la urétero-ureterostomía a lesiones cortas del uréter medio y superior. Las lesiones en el uréter distal se benefician de la reimplantación. Ante la dificultad de crear una anastomosis sin tensión, la utilización de una vejiga psoica (movilización y lateralización sobre el psoas) o un colgajo de Boari (de pared vesical) permite corregir defectos de hasta 15-20 cm. En las reconstrucciones más complejas puede ser necesario realizar uretero-transureterostomía, sustitución segmentaria por íleon e incluso autotrasplante.

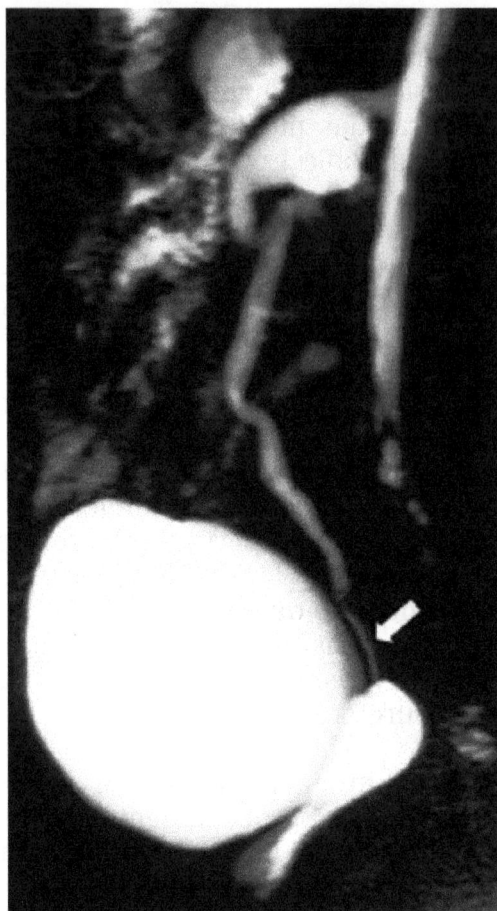

Fig. 50. RM muestra fistula uretero-vaginal. Perfil.
Obsérvese dilatación proximal.[7]

Fístulas uro-cutáneas.

La comunicación entre riñón y piel es fundamentalmente adquirida, resultado de procedimientos quirúrgicos o percutáneos, aunque también tiene su origen en la patología

---

[7] Mamere AE, Coelho RDS, Cecin AO, Feltrin LT, Lucchesi FR, Pinheiro MAL et al. Evaluation of urogenital fistulas by magnetic resonance urography. Radiol Bras. 2008 Feb [cited 2016 Jan 17]; 41(1): 19-23.

renal preexistente con obstrucción litiásica o infección concomitante. Las fístulas vesico-cutáneas son más frecuentes en los hombres, generalmente consecuencia de la cateterización suprapúbica prolongada o de otro procedimiento quirúrgico que afecte la pared anterior vesical. Los factores predisponentes comprenden la obstrucción infra-vesical y la hiperactividad del detrusor. Por otra parte, las fístulas uretro-cutáneas congénitas son una entidad poco frecuente, mientras que las adquiridas suelen ser el resultado de complicaciones de la cirugía uretral o ser secundarias a una infección periuretral por estenosis uretrales complicadas. La manifestación clínica característica comprende el drenaje de orina a través de un defecto cutáneo que puede ser intermitente. El paciente presenta mal estado general debido a la condición séptica generalmente asociada. La TAC puede revelar la existencia del trayecto fistuloso que se origina en riñón o en uréter o poner en evidencia un riñón no funcional. La TC y la RM son las técnicas más sensibles para detectar fístulas, identificar las anomalías responsables y definir la relación anatómica entre el órgano afectado y el defecto.

La cistografía miccional puede revelar inflamación con defectos de repleción producidos por edema mucoso, así como el trayecto fistuloso. La cistoscopia puede confirmar el diagnóstico en la mayoría de los casos y permite la toma de muestras para estudio anatomopatológico.

Las fístulas uretro-cutáneas pueden drenar a través de la piel del pene o del periné, y su evolución dependerá de la existencia o no de estenosis uretrales asociadas. Los defectos asociados con estenosis inflamatorias se desarrollan habitualmente en múltiples trayectos por la presencia de presiones miccionales elevadas y de orina infectada. En las fístulas uretrales, la uretrografía retrógrada y la uretroscopía permiten identificar la localización anatómica del defecto, y la presencia, cantidad y longitud de las estenosis asociadas.

Las fístulas reno-cutáneas se pueden tratar mediante derivación urinaria. Hasta en el 20% de las exploraciones quirúrgicas de las fístulas reno cutáneas se produce la exéresis del riñón comprometido. La reconstrucción quirúrgica comprende el mantenimiento de la funcionalidad renal, la solución de la causa subyacente, el debridamiento del tejido no viable, la interposición del tejido bien vascularizado y el establecimiento de un drenaje urinario adecuado.

La mayoría de las fístulas uretro-cutáneas se deben a diferentes procedimientos reconstructivos de hipospadias. En estos casos se recomienda el cierre en 2 o 3 planos, interponiendo un colgajo cutáneo de ser necesario. Por otra parte, los pacientes con fístulas uretro-cutáneas espontáneas por estenosis de uretra bulbar requieren derivación urinaria suprapúbica, debridamiento cutáneo amplio y uretrotomías.

Profilaxis de las Fístulas.

Es el área de mayor importancia en este tema, ya que un buen número de FU pueden ser evitadas. La prevención se basará en los siguientes principios:

a) Conocimiento de la anatomía normal y anatomía alterada por las distintas patologías urogenitales.

b) Correcta evaluación urogenital preoperatoria, basada fundamentalmente en la clínica, la endoscopía y la imagenología.

c) Aplicación estricta de principios técnicos y tácticos; y extremarse frente a factores predisponentes o de riesgo.

d) Operar con exposición y hemostasis adecuadas.

e) Conocer los tiempos, áreas críticas y maniobras quirúrgicas de riesgo. Por ejemplo, el uréter se expone en la ligadura del pedículo infundíbulo-pélvico (lumbo-ovárico); en la hemostasis del pedículo uterino, donde puede ser ligado, pinzado, devascularizado y/o seccionado. Las dificultades por el sangrado del pedículo uterino, obligan frecuentemente a un re-clampeo azaroso, a ciegas, y por lo tanto muy peligroso. De ahí la importancia de la identificación anatómica con hemostasis primaria y adecuada de la arteria uterina. Igualmente el uréter se expone sobre los vasos iliacos, fosa ovárica, en la disección de la bóveda vaginal en su sector yuxta-vesical, y en la peritonización final de la histerectomía, ya que el uréter se adhiere íntimamente al peritoneo.

f) Es estratégico, a veces descubrir primariamente los elementos anatómicos de riesgo, en especial el uréter. Se deberá identificarlo y movilizarlo lo estrictamente necesario, preservando al máximo los tejidos peri-ureterales y adventiciales; recordando que su irrigación en la pelvis viene por su borde externo. La identificación del mismo por cateterismo ureteral es útil pero no asegura la identificación ureteral operatoria. Los catéteres luminosos tienen una ventaja adicional sobre los convencionales.

g) Reconocimiento de las lesiones intraoperatorias, y su inmediata y adecuada reparación lo que permite mejores resultados.

h) Frente a la sospecha de isquemia o daño ureteral sin solución de continuidad se realizará cateterización cistoscópica por tres semanas.

i) Evitar la disección roma, con torunda, sobre la vejiga, para separarla del cuello uterino y vagina. Esta maniobra es muy desvitalizante y expone a fístulas vesico-vaginales.

j) La radioterapia pelviana deberá ser bien dosificada, bien focalizada y se deberá realizar un buen posicionamiento de los equipos intravaginales.

k) Se deberán evitar coagulaciones vesicales y vaginales extensivas e indiscriminadas.

l) Resolución rápida y adecuada de los trabajos de parto detenidos; e indicación juiciosa, y uso prudente de fórceps.

TRATAMIENTOS PALIATIVOS.

Cuando no podemos ofrecer la solución del problema, existen tratamientos alternativos que es necesario conocer, con el fin de que se adapten a las necesidades de cada paciente y les permita desarrollar sus actividades lo más normalmente posible. Esto permite la integración social de los pacientes y evitar los problemas higiénicos que la incontinencia conlleva. Los dispositivos utilizados para la incontinencia son: sondas vesicales, colectores y dispositivos oclusores externos de pene, bolsas colectoras y absorbentes:

— **Sondas vesicales permanentes**: indicadas en la incontinencia como último recurso y también en forma **transitoria** durante el tratamiento de dermatitis, escaras o úlceras causadas por el contacto con la orina. Pueden ser uretrales o supra-púbicas (mejor toleradas). Fig. 51. A menos que exista una contraindicación formal (disreflexia autonómica), las sondas se deben usar **cerradas con válvula**, espita o canuto. Esto permite el llenado vesical y la micción cuando sea conveniente (al abrir la válvula) y tiene la trascendente función de evitar una vejiga desfuncionalizada, chica y atrófica que produce complicaciones serias.

— **Colectores de orina**: son parecidos a los preservativos, terminando en un tubo para la conexión con las bolsas colectoras de orina. Fig. 52. Nunca se debe colocar colectores que compriman el pene, ya que podrán causar lesiones irreparables, particularmente en pacientes con alteraciones de la sensibilidad.

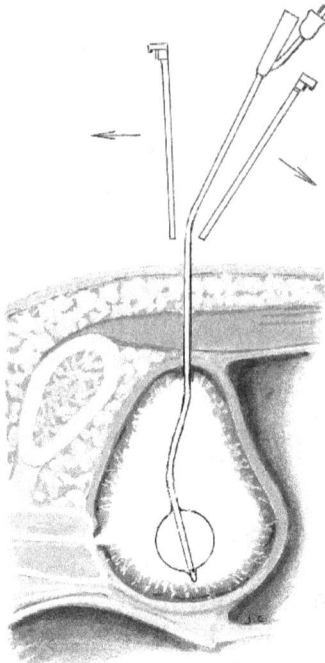

Fig. 51. Cistostomía supra púbica.

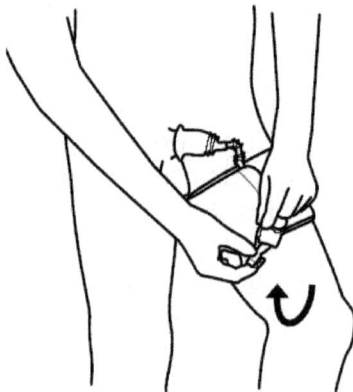

Fig. 52. Colector externo.

— **Dispositivos oclusivos** externos: es una cincha que se adapta al pene para prevenir la incontinencia urinaria masculina. Hay modelos con Velcro® o con compresión por resortes. Fig. 53. En desuso por su poca efectividad, incomodidad y alta probabilidad de lesiones de piel peneana.

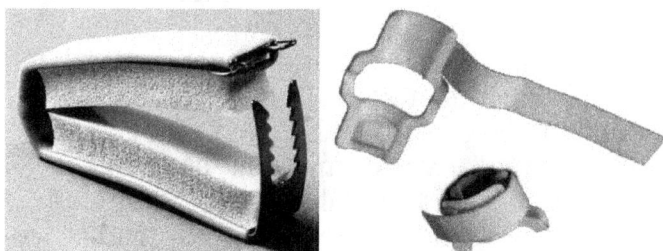

Fig. 53. Pinzas de pene.

— **Bolsas de orina**: son recipientes destinados a almacenar la orina, diseñados todos de forma parecida y tienden a poder ser disimulados. Estas bolsas se conectan al colector o a la sonda vesical. Según el momento del día y el uso que se les va a dar, se diferencian en bolsas de pierna y bolsas de cama.

— **Absorbentes**: son los tratamientos paliativos más usados en la incontinencia urinaria. Son dispositivos de un solo uso que se ajustan al cuerpo para absorber y retener la orina en su interior, con la finalidad de mantener la piel seca y sin humedad. Todas las personas con incontinencia pueden utilizar absorbentes, ya que son sistemas no invasivos y fáciles de utilizar. Dependiendo de su diseño y propiedades de absorción, pueden ser utilizados desde casos de incontinencia leve hasta incontinencia muy grave. Existe una gran variedad de tipos de absorbentes que se adaptan a cada persona en función de sus necesidades. La elección del absorbente está condicionada por las necesidades personales del paciente, el volumen de orina emitido y la emisión diurna o nocturna. Fig. 54. Los absorbentes de incontinencia se componen de las siguientes capas:

- Superficie filtrante: es la capa en contacto con la piel. Está compuesta de material filtrante hidrófilo que permite que la orina pase rápidamente al interior del absorbente, ayudando a mantener la piel seca.
- Núcleo de absorción: el núcleo está compuesto por celulosa y un material absorbente con gran capacidad de absorción. El líquido es retenido dentro de las partículas del absorbente y se solidifica, convirtiéndose en una sustancia gelatinosa. De esta forma, impide que la humedad salga de nuevo hacia la piel.
- Zona exterior impermeable con o sin indicador de humedad: es la capa externa, y su finalidad es evitar que la humedad traspase hacia la ropa. Debajo de esta capa impermeable se encuentra el indicador de humedad, consistente en un conjunto de líneas que cambian de color al entrar en contacto con la orina. De esta forma, se sabe cuándo es necesario cambiar el absorbente.

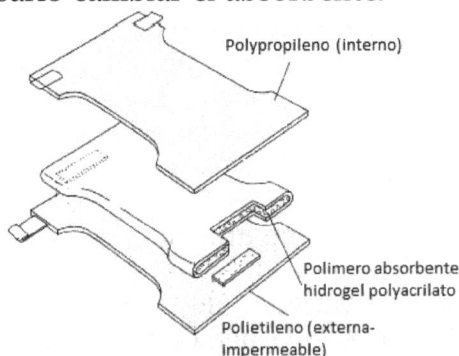

Polypropileno (interno)

Polimero absorbente
hidrogel polyacrilato

Polietileno (externa-
impermeable)

Fig. 54. Capas de productos absorbentes.

BIBLIOGRAFÍA.

1. Incontinencia urinaria: Conceptos útiles para Atención Primaria. Martínez Agulló E, Albert Torne R, Bernabé Corral BMadrid: Indas; 1998.
2. Incontinencia urinaria. Incontinencia urinaria en las personas mayores. Ruiz Cerda JL, Martínez Agulló E, Burgués Gasión JP, Arlandis Guzmán S, Jiménez Cruz JF. Doyma Newsletter; 2002; 5: 1-12.
3. Incontinencia urinaria. Enuresis. Martínez García R, Arlandis Guzmán S, Ruiz Cerdá JL, Burgués Gasión JP, Conejero Olesti A. Doyma Newsletter; 2002; 3: 1-12.
4. Incontinencia Urinaria. Fernandez-Gomez W, Pereyra-Flores W, Costabel G, Clavijo J, Nallem J, Montero D. Cuad. Urol. Urug. p 1-5, 1993.
5. Tratamiento de la incontinencia post prostatectomía con estimulación eléctrica perineal. Martínez L, Lorenzo L, Malfatto G, Clavijo J, Decia R, Machado M. 1er Congreso de Urología del MERCOSUR. Punta Del Este. Uruguay. 2001.
6. Outcomes of Suprapubic Urethral Sphincter Injection Treatment (SUSIT) for Stress Incontinence in Women. Rajbabu K, Clavijo Eisele J, Lawrence W. Congress of the European Society for Urological Research. Athens. 2004.
7. Urinary incontinence. NICE Guideline. 2014.
8. Guidelines on Urinary Incontinence. European Association of Urology. 2013.
9. Giggle incontinence: micción patológica durante la risa. Fernández, W., Clavijo, J. Lab. de Neuro-urología. Depto. de Urología. Hosp. de Clínicas. Montevideo. I Congreso Ibero-Americano de Neuro-urología y Uro-ginecología. Punta Del Este. Uruguay. 1989.
10. Minimally invasive polypropylene mesh sling for stress incontinence. Clavijo-Eisele J, García L. J. Endourol. Vol. 15 (Supl 1), V6-P1, 2001.
11. Reporte de Beca de la Confederación Americana de Urología. Incontinencia urinaria y Urología femenina. Clavijo-Eisele J. Dep. of Urology. UCLA Medical Center. Los Angeles. US. 1997.
12. Actualización sobre fístulas urinarias. http://www.siicginecologia.com/etapa2/003/03828036d et.htm.
13. Fístulas génito-urinarias. Lesiones ureterales. Galmés I, Zapardiel I, Bajo JM. En: Fundamentos de Ginecología (SEGO). pp 219-245.

14. Fístulas urinarias. Puesta al día. Allona Almagro A, Sanz Migueláñez JL, Pérez Sanz P, Pozo Mengual B, Navío Niño S. Actas Urol Esp. 2002 Nov-Dec; 26(10): 776-95.
15. Male perineal sling with autologous aponeurosis and bone fixation - description of a technical modification. Rios LA, Tonin RT, Panhoca R, De Souza OE, Filho LL, Mattos D Jr. Int Braz J Urol. 2003 Nov-Dec; 29(6): 524-7.
16. Riesgos en la cirugía ginecológica. Belloso, R. Ed. Delta 1961.
17. Vesicouterine fistula. A review. Tancer, M.L. Obstet Gynecol. Surg. 1988; 41:743.
18. Urological complications of pelvis radiotherapy. Solsona E. y colab. En Jewett MAS; Ed Oxford: Isis Medical Media; 1995:51.
19. Surgical repair of vesicovaginal fistulas. Huang. W.C. y colab. Urol. Clin. N. Amer. 2002; 29 (3) 709.
20. Fístulas vesicales. Guzmán J.M.   En: Urología en Esquemas. Libreros López Editores. 1990 pag. 330.
21. Simplification of double day test to diagnose various types of vaginal fistulas. O´Brien, W.M. y colab, Urol. 1990; 36:456.
22. Fístulas vesicovaginales. Palma. P, Dávila.H Uroginecología 2006; 198:205.
23. Early repair of iatrogenic injury to the ureter or bladder after gynecological surgery. Blandy J.P. y colab. J. Urol. 1991; 146:761.
24. Transvaginal repair of vesicovaginal fistula using a peritoneal flap Raz, S. y colab. J. Urol. 1993; 150:56
25. Observation on prevention and management of vesicovaginal fistula after total hysterectomy. Tancer M.L. Surg. Gynecol. Obstet 1992; 175:501.

CAPÍTULO 5.
VEJIGA NEURÓGENA.

La causa más frecuente de muerte en los pacientes lesionados medulares era hasta hace muy poco las complicaciones secundarias a la disfunción neuropática del aparato urinario bajo. Las mismas llevan a infecciones urinarias, litiasis, elevadas presiones en el sistema colector y finalmente insuficiencia renal.

MANEJO DE PACIENTES CON VEJIGA NEUROGÉNICA.

Nurse Lic. Ana Pérez y Dr. Jorge Clavijo.

Las lesiones neurológicas pueden producir una lesión relativamente fija o estable en el sistema nervioso (por ejemplo, accidente cerebrovascular, lesión de la médula espinal y compresión de cauda equina) o un daño progresivo (por ejemplo, demencia, enfermedad de Parkinson, esclerosis múltiple y neuropatía periférica).

Las lesiones cerebrales producen la interrupción de las vías que conectan el córtex cerebral con el núcleo pontino y, consecuentemente, la pérdida del control voluntario. Cuando la vejiga está llena, se contraerá por acción de su arco reflejo parasimpático medular, sin que el sujeto pueda evitarlo, aunque tenga preservado el deseo miccional y sea consciente de que va a orinarse.

Las lesiones medulares supra-sacras se localizan entre el núcleo pontino y los núcleos medulares de la micción. Van a afectar a la médula cervical y torácica. Los núcleos medulares de la micción quedan indemnes, conservando sus arcos reflejos. El daño afecta a las vías nerviosas procedentes del núcleo pontino, que son las responsables de coordinar a los núcleos de la micción y, por lo tanto, lograr la acción coordinada de la vejiga y del esfínter de la uretra. Las vías nerviosas coordinadoras están interrumpidas y los arcos reflejos medulares están liberados de su control. Si la lesión es completa, la vejiga se comporta de forma automática de manera que cuando se llena, se vacía sin que el paciente sea consciente de ello, a diferencia de lo que ocurría en las lesiones neurológicas cerebrales. Otra importante diferencia con las lesiones cerebrales es que al no estar modulada la coordinación parasimpático-simpático-pudendo por el núcleo pontino, los arcos reflejos liberados producirán acciones en vejiga y uretra no coordinadas; esta alteración recibe el nombre de disinergia. Esta falta de coordinación de los núcleos medulares de la micción va a suponer que la vejiga inicie la fase de vaciado por contracción del detrusor estando el cuello vesical y el esfínter externo de la uretra cerrados, impidiendo o dificultando la salida de orina (obstrucción funcional).

La proximidad de los centros neurológicos que controlan las funciones intestinales y sexuales a los que participan en la continencia y micción significa que muchas personas con enfermedades neurológicas tendrán una combinación de problemas urinarios, intestinales y disfunción sexual. El equipo clínico no debe tratar los problemas del tracto urinario inferior en forma aislada, sino que debe abordar los problemas asociados en otros sistemas utilizando un enfoque global.

Los síntomas de la disfunción del tracto urinario inferior neurogénica pueden estar relacionados con la continencia o con problemas miccionales. Los síntomas de llenado (almacenamiento) incluyen la frecuencia aumentada y la incontinencia urinaria. Hay efectos secundarios que también pueden surgir como resultado de la disfunción neurogénica. Por ejemplo, hay un marcado aumento en el riesgo de infección del tracto urinario y la función renal se puede deteriorar como resultado de las presiones anormalmente altas dentro de la vejiga, de los efectos de la infección urinaria y como resultado de litiasis renales.

Ejemplos de enfermedades neurológicas que pueden afectar la función del tracto urinario inferior. Fig. 55.

	Enfermedades congénitas y perinatales	Enfermedades estables adquiridas	Enfermedades progresivas o degenerativas adquiridas
A nivel cerebral	Parálisis cerebral	ACV Lesiones encefálicas	Esclerosis múltiple Enfermedad de Parkinson Demencia Atrofia multi-sistémica
A nivel de la médula espinal supra-sacra	Disrafismo espinal (mielo-meningocele, etc.)	Lesión de la médula espinal	Esclerosis múltiple Espondilosis cervical con mielopatía
A nivel de la médula espinal sacra y de los nervios periféricos	Disrafismo Espinal Agenesia sacra Anomalías ano-rectales	Síndrome de la cola de caballo Lesión de la médula espinal Lesión de nervio periférico por cirugía pélvica radical	Neuropatía periférica

Fig. 55. Alteraciones neurológicas con repercusión en el aparato urinario bajo.

Las intervenciones médicas a menudo no restauran la función urinaria normal y la calidad de vida puede verse afectada por el tratamiento de la disfunción neurogénica. Los pacientes tendrán que hacer frente a los efectos secundarios de la medicación, las posibles consecuencias sociales y psicológicas del uso de auto-cateterización intermitente, el impacto de la cateterización permanente (que produce deterioro progresivo) y el continuo uso de medicación o aparatos. Todo esto también puede tener un impacto en la calidad de vida de los miembros de la familia y cuidadores, y puede haber problemas relacionados con las exigencias físicas de cuidar a una persona con enfermedad neurológica y problemas urinarios, así como efectos psicológicos, de relación y consecuencias sociales.

La conservación de la función renal es de capital importancia. La insuficiencia renal es el principal factor de mortalidad en los pacientes con lesiones medulares que sobrevivieron al traumatismo inicial. Esto ha dado lugar a la regla de oro en el tratamiento de la VN: asegurarse de que la presión del detrusor se mantiene dentro de límites seguros durante las fases de llenado y evacuación. Esta estrategia ha reducido significativamente la **mortalidad** por causas urológicas en este grupo de pacientes.

El tratamiento de la incontinencia urinaria es importante para la rehabilitación de los pacientes, por lo que contribuye notablemente a la calidad de vida. También es fundamental en la prevención de las infecciones urinarias. Cuando no puede lograrse una continencia completa, pueden utilizarse métodos para conseguir un control socialmente aceptable de la incontinencia. La calidad de vida del paciente es una parte fundamental de cualquier decisión terapéutica.

El costo económico del manejo de la disfunción urinaria neurogénica es considerable. Hay costos principales asociados con el uso de protectores, electrodomésticos, catéteres, medicación y las intervenciones quirúrgicas. Una carga financiera adicional surge de los requisitos de un cuidador, enfermería y apoyo médico. La capacidad de una persona para trabajar puede verse afectada por la disfunción neurógena. Además existe un gasto significativo por el seguimiento de los pacientes, algunos de los cuales necesitan seguimiento a largo plazo.

EVALUACIÓN.

Es necesaria una valoración clínica completa, incluyendo el examen físico urológico y neurológico (por lo menos básico). Los reflejos rotuliano (L2 a L4) y bulbo-cavernoso (L5 a S5) cubren la mayoría de las áreas de interés. Mida la calidad de vida con cuestionarios (RAND 36 o similares, vide infra), y vuélvala a medir luego de una intervención médica o quirúrgica.

Considere evaluar la función renal con métodos sensibles como el clearance de creatinina o la fracción de filtración glomerular isotópica con DTPA.

Ecografía.

Ofrecer vigilancia permanente con ecografía urinaria a los pacientes que se consideren de alto riesgo de complicaciones renales (intervalos anuales). Los que están en alto riesgo incluyen personas con lesión de la médula espinal o espina bífida y los que tienen características urodinámicas como baja complacencia, disinergia detrusor-esfínter o reflujo vesico-ureteral.

Investigaciones urodinámicas.

No realice investigaciones urodinámicas (como cistometría y estudios presión/flujo) rutinariamente a las personas que se sabe que tienen un bajo riesgo de complicaciones renales (por ejemplo, la mayoría de las personas con esclerosis múltiple).

Realice los estudios en los pacientes de alto riesgo (por ejemplo, las personas con espina bífida, lesiones de la médula espinal o anomalías ano-rectales). También hágalos antes de realizar tratamientos quirúrgicos para disfunciones neurogénicas. En pacientes de alto riesgo, realice estudios urodinámicos de seguimiento por lo menos cada 2 años.

TRATAMIENTO.

Dé información adecuada a la condición física y a la función cognitiva para promover la participación activa del paciente en su cuidado y manejo. En los pacientes con una presión del detrusor alta durante la fase de llenado (hiperactividad del detrusor -hiper-reflexia-, distensibilidad baja del detrusor) o la de evacuación (Disinergia Detrusor-Esfínter, otras causas de obstrucción de la uretra), el tratamiento tiene la finalidad fundamental de **convertir una vejiga de alta presión en un reservorio de baja presión a pesar de la orina residual resultante, la que se evacua mediante cateterismo intermitente**. Este concepto es vital y debe ser recordado en todo momento.

Tratamiento conservador.
<u>Vaciamiento asistido de la vejiga:</u> el vaciamiento incompleto de la vejiga es un factor de riesgo importante de IU, presión intravesical elevada durante la fase de llenado, deterioro de la función renal e incontinencia. En los pacientes con VN se aplican métodos para mejorar el proceso de evacuación.
- La micción mediante esfuerzo abdominal (Valsalva) o compresión hipogástrica con la maniobra de Credé no se deben usar por

producir presiones intravesicales elevadas; y se debe informar al paciente de estos riesgos.

- Micción refleja desencadenada: la estimulación de los dermatomas sacros o lumbares en pacientes con lesiones medulares puede desencadenar una contracción refleja del detrusor. Es muy difícil que esta micción sea coordinada y a baja presión. No usar e informar al paciente de estos riesgos.
- Técnicas de modificación del comportamiento: se utilizan para mejorar la continencia y consisten en micción inmediata, micción programada (entrenamiento vesical) y modificaciones de los hábitos de vida.

Medicación: no existe un único fármaco para tratar la VN. Actualmente, una combinación de medicaciones adecuadas e individualizadas es el mejor modo de optimizar los resultados. Los anticolinérgicos son los medicamentos más usados para tratar la hiperactividad neurógena del detrusor. Es posible que los pacientes neurógenos necesiten una dosis más alta de anticolinérgicos que aquellos con hiperactividad del detrusor idiopática. El Mirabegron, un beta estimulante selectivo es la medicación de segunda línea en pacientes sin contraindicaciones.

Los inhibidores de la fosfodiesterasa demostraron efectos significativos sobre la hiperactividad del detrusor en estudios iniciales y en el futuro podrían convertirse en una alternativa o complemento del tratamiento anticolinérgico.

El tratamiento adicional con Desmopresina podría aumentar la eficacia del tratamiento al igual que el uso selectivo de Imipramina.

Hipo-actividad del detrusor: el uso de colinérgicos, como cloruro de betanecol y bromuro de distigmina, no es útil. No usarlos e informar al paciente de los riesgos de micción incompleta.

Aumento de la resistencia del mecanismo de cierre uretral: varios medicamentos han mostrado eficacia en el tratamiento de casos concretos de incontinencia urinaria de esfuerzo leve, pero los efectos secundarios son serios en pacientes con VN. No usarlos e informar al paciente de los riesgos.

No ofrezca bloqueadores alfa como tratamiento para retención (obstrucción) causada por enfermedad neurológica. No son eficaces, por lo que producen presión intravesical elevada durante la fase de micción y deterioro de la función renal. Informar al paciente de estos riesgos.

No usar neuromodulación eléctrica en VN. En la mayoría de los casos produce resultados demasiado variables, es cara y puede causar complicaciones (pacientes con alteraciones de la sensibilidad). Reservar para casos seleccionados o investigación.

Dispositivos externos: como último recurso, la continencia social se puede lograr recolectando la orina durante la incontinencia. Las sondas de tipo preservativo con dispositivos colectores de orina constituyen un método práctico para los varones. De no ser así, los productos absorbentes para incontinencia pueden ofrecer una solución viable. En ambos casos, ha de observarse atentamente el riesgo de infección. Debido al riesgo de producir una presión intravesical elevada, la pinza de pene está absolutamente contraindicada; produce además úlceras de piel.

En pacientes cateterizados, para prevenir infecciones, evalúe la posibilidad de uso de una válvula, espita o canuto de sonda como alternativa al drenaje continuo en una bolsa colectora. Fig. 56. Para asegurarse de que una válvula es apropiada, tener en cuenta las preferencias de la persona, miembros de la familia y el apoyo del cuidador, además la destreza manual, la capacidad cognitiva y la función del tracto urinario inferior del paciente.

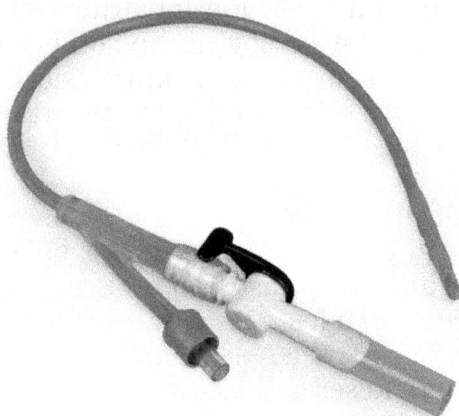

Fig. 56. Catéter con válvula.

Cateterismo intermitente.
El cateterismo intermitente (CI) por el paciente mismo o por otra persona es el método electivo para el tratamiento de la VN. Fig. 57. Resulta eficaz en los pacientes con:
· Hipo-actividad o acontractilidad del detrusor.
· Hiperactividad del detrusor, luego de tratada la misma.

El CI estéril reduce significativamente el riesgo de IU o bacteriuria, en comparación con el CI limpio. Sin embargo, no puede considerarse un procedimiento habitual (solo usarlo en pacientes internados o inmunodeprimidos). El CI aséptico es una alternativa que proporciona un efecto beneficioso significativo en cuanto a reducción de la posibilidad de contaminación externa. La frecuencia media diaria de cateterismo intermitente (CI) es de 4-6 veces y el tamaño dela sonda debe ser 12-14 F. Un cateterismo intermitente (CI) menos frecuente conlleva mayores volúmenes de vaciado y un mayor riesgo de IU. Uno más frecuente eleva el riesgo de infecciones y otras complicaciones. El volumen vesical en el momento del cateterismo intermitente (CI) debe ser inferior a 400 ml. La prevalencia de complicaciones puede verse limitada mediante una educación adecuada del paciente, el uso de técnicas atraumáticas y las precauciones higiénicas básicas para prevenir las infecciones.

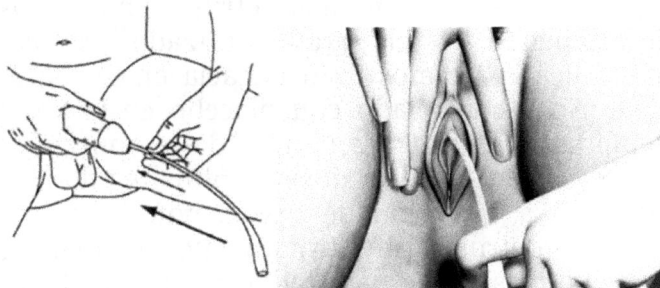

Fig. 57. Auto-cateterismo.

Cateterismo permanente.

El sondaje trans-uretral permanente y, en menor medida, la cistostomía suprapúbica son factores de riesgo importantes y precoces de IU y otras complicaciones (litiasis, cáncer). Las sondas de silicona son de elección por ser menos vulnerables a la incrustación y por la elevada incidencia de alergia al látex en la población con VN. El sondaje trans-uretral permanente y el sondaje suprapúbico sólo deben emplearse excepcionalmente, bajo un control estricto, y hay que cambiar la sonda con la frecuencia ideal. Las sondas de silicona son de elección y deben cambiarse cada 4-6 semanas, mientras que las de látex deben cambiarse más a menudo. Las sondas cubiertas de plata duran 3 o más meses. La frecuencia puede variar de acuerdo a la recomendación microbiológica local.

Tratamientos endoscópicos.

El tratamiento de instilación farmacológico intravesical y la electro-estimulación intravesical tienen resultados pobres e impredecibles. No se deben usar.

Inyecciones intravesicales de toxina botulínica: la toxina botulínica causa una denervación química reversible que dura de 6 a 12 meses. Las inyecciones se aplican en el detrusor en una dosis que depende del preparado utilizado. La toxina botulínica A ha mostrado eficacia en un ensayo aleatorio y controlado con placebo en la VN. La debilidad muscular generalizada es un efecto adverso ocasional. La dosis habitual es de 200 a 300 UI. La inyección de toxina botulínica en el músculo detrusor es el tratamiento mínimamente invasivo más eficaz para reducir la hiperactividad neurógena del detrusor.

Las inyecciones de toxina botulínica A con cateterismo intermitente es el mejor manejo inicial (y en general a largo plazo) para la mayoría de los pacientes con hiper-reflexia y un mecanismo de cierre uretral moderadamente competente. La técnica se describió previamente.

Tratamiento quirúrgico.

Intervenciones uretrales y en el cuello de la vejiga.

El aumento de la resistencia en el mecanismo de cierre uretral lleva el riesgo inherente de generar una presión intravesical elevada durante la fase de micción. Las intervenciones para tratar la incontinencia por falla esfinteriana sólo son seguras y útiles cuando la actividad del detrusor está controlada, o puede controlarse, y no existe reflujo vesico-ureteral importante. Además, en estas técnicas se requiere que la uretra y el cuello vesical se encuentren en buenas condiciones y, en su mayor parte, requieren la realización de cateterismo intermitente después de la intervención.

Estas intervenciones incluyen la suspensión uretral con cinchas en las mujeres. En los varones, las suspensiones son menos predecibles y el esfínter artificial constituye la opción más habitual. En pacientes con incontinencia de esfuerzo neurogénica no use cinchas de materiales sintéticos. El esfínter urinario artificial ha resistido la prueba del tiempo en pacientes con VN. La necesidad de revisiones ha disminuido significativamente con las nuevas generaciones de dispositivos. Las técnicas se describieron previamente.

La esfinterotomía y la incisión del cuello de la vejiga resultan en pacientes incontinentes y no deben usarse.

Intervenciones vesicales.

Miectomía del detrusor: tiene resultados mediocres a aceptables a largo plazo. Fig. 58. Sus ventajas son: su baja morbilidad quirúrgica, su baja incidencia de efectos adversos a largo plazo, su efecto positivo sobre la calidad de vida del paciente y no impide intervenciones posteriores.

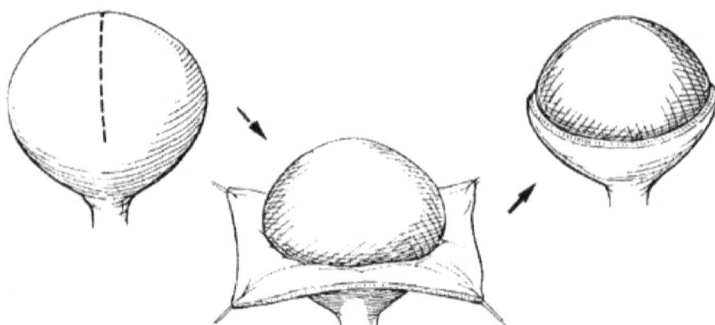

Fig. 58. Auto-aumento por miectomía y diverticulización.[8]

Denervación, desaferenciación, neuro-estimulación y neuromodulación: estas diversas técnicas dirigidas a destruir o modificar la inervación periférica del detrusor se han abandonado por resultados deficientes y demasiado variables a largo plazo y algunas complicaciones graves.

Cistoplastia de aumento.

Considere cistoplastia de aumento utilizando un segmento intestinal para las personas con trastornos neurológicos no progresivos y complicaciones (por ejemplo, hidronefrosis o incontinencia) y sólo después de una evaluación clínica y urodinámica a fondo y la discusión con el paciente y/o sus familiares y cuidadores acerca de las complicaciones, los riesgos y los tratamientos alternativos. Los pacientes requieren seguimiento permanente después de la cistoplastia debido al riesgo de complicaciones a largo plazo. Las complicaciones potenciales incluyen efectos metabólicos, tales

[8]   Ashraf Abou-Elela (2011). Augmentation Cystoplasty: in Pretransplant Recepients, Understanding theComplexities of Kidney Transplantation, Prof. Jorge Ortiz (Ed.), ISBN: 978-953-307-819-9, InTech.

como el desarrollo de deficiencia de vitamina B12 y el desarrollo de cáncer de vejiga o litiasis.

Efecto de la ampliación vesical: la expansión de la vejiga mediante intestino (o más raramente su sustitución) reducirá la hiper-reflexia del detrusor. Las complicaciones de estas técnicas incluyen infecciones urinarias, litiasis, perforación, cáncer en el parche (previa metaplasia) y alteraciones metabólicas, producción de mucus y síndrome de intestino corto. Dado que la edad de la población de pacientes con VN, cuando se lleva a cabo la cirugía, generalmente es bastante menor que la de aquellos con cáncer de vejiga, es importante valorar todas las complicaciones posibles a muy largo plazo. Por lo tanto, estas intervenciones deben utilizarse con precaución en los pacientes con VN, aunque son necesarias cuando han fracasado todos los métodos terapéuticos menos invasores.

La cistoplastia de ampliación constituye una opción válida para reducir la presión del detrusor y aumentar la capacidad de la vejiga, siempre que hayan fracasado tratamientos más conservadores. Se han publicado diversas técnicas diferentes y la más usada se describe en el capítulo de incontinencia por urgencia.

Derivación urinaria.

Cuando ningún otro tratamiento ha tenido éxito o ha sido posible, se puede considerar la derivación urinaria para proteger el aparato urinario alto y mejorar la calidad de vida del paciente.

Derivación continente: debería ser la primera elección con fines de derivación. Es una mejor opción que una sonda permanente o un catéter suprapúbico. Algunos pacientes con destreza manual limitada prefieren un uro-estoma antes que utilizar la uretra para cateterismo intermitente, en especial las mujeres. El estoma continente se crea con diversas técnicas. Todas ellas tienen complicaciones frecuentes, como necrosis, hernia peri-ostomal o estenosis. La continencia a corto plazo supera el 80 % y se consigue una buena protección del aparato urinario alto. Por razones estéticas, a menudo se emplea el ombligo para ubicar el estoma. Fig. 59.

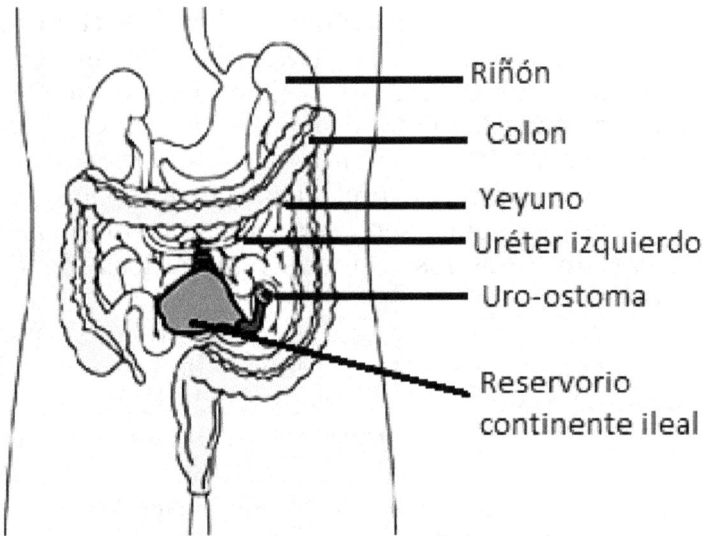

Fig. 59. Reservorio continente ileal con ostoma cateterizable.

Derivación incontinente: cuando el cateterismo intermitente resulta imposible (por alteraciones motrices, visuales, etc.) es posible realizar una derivación incontinente con un estoma a bolsa colectora de orina. Afortunadamente, esta indicación es infrecuente en la actualidad porque pueden ofrecerse muchas alternativas apropiadas. Puede considerarse en pacientes que están en silla de ruedas o postrados en cama con incontinencia intratable e incontrolable, en pacientes con vejiga muy deteriorada, cuando el aparato urinario alto se encuentra muy comprometido y en pacientes que rechazan otros tratamientos. En la mayoría de los casos se utiliza un conducto ileal para la derivación. Fig. 60. Los resultados a largo plazo son bastante deficientes y las complicaciones previstas justifican un seguimiento permanente. La derivación puede ir acompañada de cistectomía simple para evitar las complicaciones de una vejiga des-funcionalizada.

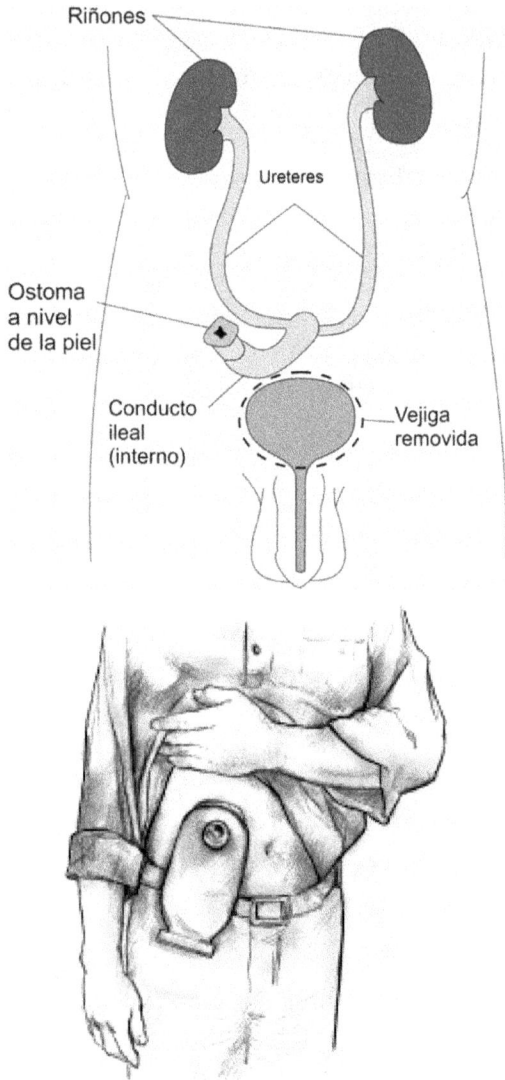

Fig. 60. Derivación externa incontinente mediante conducto ileal, con o sin cistectomía.[9]

---

[9]   Modificado de NIDDK.

DISREFLEXIA AUTONOMICA.

Dres. Tomás Rosenbaum y Jorge Clavijo.

Definición.

La disreflexia autonómica (DA) es una respuesta refleja autonómica adrenérgica masiva no regulada en pacientes con lesión de la médula espinal (LME) por encima del nivel simpático (T5-T6).

Es una emergencia en pacientes con vejiga neurógena, caracterizada por una elevación súbita de la presión arterial.

Etiología.

Un estímulo sensorial (generalmente no percibido debido a la lesión neurológica) por lo general de la vejiga o el intestino, produce en la médula espinal un reflejo con respuesta de liberación simpática. Esto conduce a la vasoconstricción periférica e hipertensión consecuente. Los baro-receptores en las arterias carótidas detectan la hipertensión. El cerebro reacciona mediante la reducción de la frecuencia cardiaca a través del sistema parasimpático (tan abajo como puede ir debido a la LME). Esta bradicardia es insuficiente para bajar la presión y la hipertensión continúa. La respuesta autonómica simpática prevalece por debajo del nivel de la LME, y la respuesta autonómica parasimpática prevalece por encima de ella. Fig. 61.

La frecuencia es 48 a 90% de todas las personas que sufren lesiones en T6 y superiores. La DA se produce durante el parto en aproximadamente dos tercios de las mujeres embarazadas con LME por encima del nivel T6.

Diagnóstico.
El diagnóstico es clínico.
Historia clínica: cualquier estímulo por debajo del nivel de la lesión de la médula puede causar un episodio de DA (el dolor y otras sensaciones están, evidentemente, abolidas debajo de ese nivel cuando la lesión es completa).

Factores desencadenantes a buscar:
- Distensión vesical
- Infección del tracto urinario
- Cistoscopía
- Urodinamia
- Disinergia detrusor-esfínter
- Epididimitis o compresión escrotal
- Distensión intestinal
- Fecaloma
- Cálculos biliares
- Úlceras gástricas o gastritis
- Estudios invasivos
- Hemorroides
- Irritación gastro-cólica
- Apendicitis u otra patología abdominal
- Menstruación
- Embarazo (sobre todo trabajo de parto)
- Vaginitis
- Relaciones sexuales
- Eyaculación
- Trombosis venosa profunda
- Embolia pulmonar
- Úlceras de decúbito
- Uña encarnada
- Quemaduras o quemaduras solares
- Picaduras de insectos
- Contacto con objetos duros o afilados
- Variaciones de temperatura

- Ropa, zapatos, o aparatos apretados o ajustados
- Fracturas u otros traumatismos
- Procedimientos quirúrgicos o diagnósticos
- Dolor

Síntomas:
a) Sudoración profusa, especialmente en la cara, el cuello y los hombros.
b) Pilo erección (piel de gallina).
c) Es frecuente el rubor cutáneo, especialmente en la cara, el cuello y los hombros.
d) Visión borrosa y manchas en el campo visual (escotomas).
e) Congestión nasal.
f) Cefaleas.

Antecedentes personales: episodios previos de DA. Problemas médicos en curso, como los mencionados previamente.

Examen físico: repentino aumento significativo de la presión arterial sistólica y diastólica.
a) Abdomen: Buscar distensión de la vejiga, distensión abdominal, úlceras de decúbito y signos de abdomen agudo (rigidez y defensa).
b) TR fecaloma y hemorroides.
c) genitales externos: epididimitis, compresión escrotal, orina turbia o fétida sugerente de infección del tracto urinario.
d) TV: menstruación, embarazo, vaginitis.
e) Miembros inferiores: trombosis venosa profunda, úlceras de decúbito, periungueítis.
f) En general: quemaduras o quemaduras solares, ampollas, picaduras de insectos, fracturas u otros traumatismos.
     Sudoración profusa por encima del nivel de la lesión, especialmente en la cara, el cuello y los

hombros; rara vez se produce por debajo del nivel de la lesión. Pilo erección por encima, o rara vez debajo, del nivel de la lesión. Rubor cutáneo por encima del nivel de la lesión, especialmente en la cara, el cuello y los hombros; esto es un signo frecuente.

Investigaciones:
Sangre: embarazo, hemograma.
Orina: infección del tracto urinario.

Imagenología:
Ecografía: distensión de la vejiga, cálculos biliares, trombosis venosa profunda.
Si se sospechan fracturas u otros traumatismos, organizar las imágenes necesarias.

Si hay información disponible de los estudios urodinámicos previos: presencia de disinergia detrusor-esfínter.

Tratamiento.
Médico.
Sentar al paciente inmediatamente y aflojar cualquier ropa o dispositivos constrictivos. El ortostatismo conduce a la acumulación de sangre en las extremidades inferiores y puede reducir la presión arterial.
Si el paciente no tiene una sonda vesical permanente, cateterizar. Si el paciente tiene una sonda vesical, comprobar el sistema de drenaje a lo largo de toda su longitud por torceduras, acodaduras, constricciones u obstrucciones y para asegurarse de la colocación correcta.
Use un agente antihipertensivo de inicio rápido y corta duración, mientras que las causas de la DA se están investigando, si la presión arterial es igual o superior a 150 mm Hg de

sistólica. Los agentes más comúnmente utilizados son Nifedipina y nitratos (por ejemplo, nitroglicerina). La Nifedipina debe ser en la forma de liberación inmediata; morder y tragar es el método preferido de administración del medicamento, no la administración sublingual.

Los pacientes que han experimentado previamente episodios de DA son tratados con antihipertensivos antes de los procedimientos que se sabe causan esta reacción.

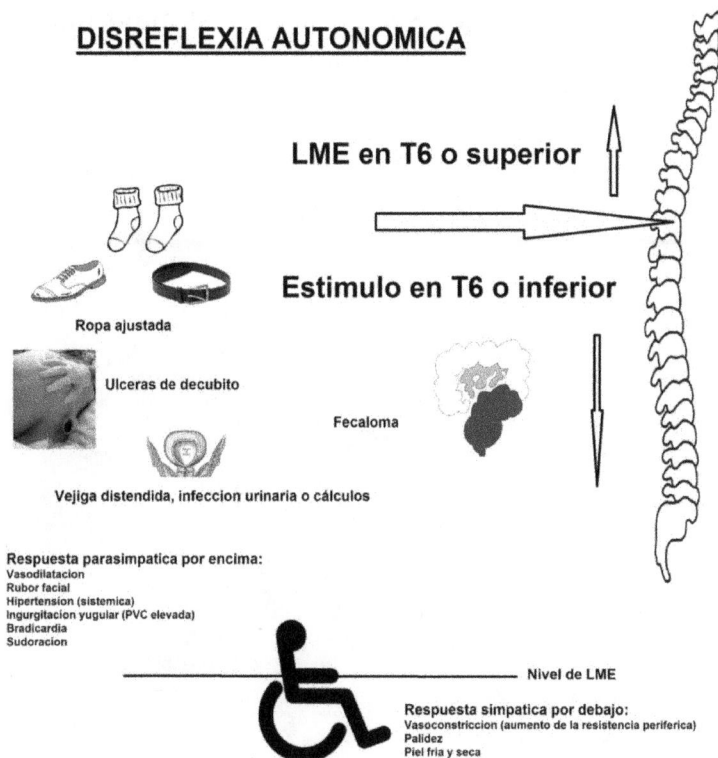

DISREFLEXIA AUTONOMICA

LME en T6 o superior

Estimulo en T6 o inferior

Ropa ajustada

Ulceras de decubito

Fecaloma

Vejiga distendida, infeccion urinaria o cálculos

Respuesta parasimpatica por encima:
Vasodilatacion
Rubor facial
Hipertension (sistemica)
Ingurgitacion yugular (PVC elevada)
Bradicardia
Sudoracion

Nivel de LME

Respuesta simpatica por debajo:
Vasoconstriccion (aumento de la resistencia periferica)
Palidez
Piel fria y seca

Fig. 61. Mecanismo de la respuesta de disreflexia autonómica.

El tratamiento quirúrgico puede ser necesario si hay factores desencadenantes que lo requieran para su resolución (abscesos, fracturas).

Complicaciones.

Las complicaciones asociadas con la disreflexia autonómica resultan de la hipertensión periférica grave e incluyen hemorragia retiniana y/o cerebral, infarto de miocardio, y convulsiones.

Resultados.

Una vez que se elimina el estímulo inicial, la hipertensión se resuelve.

Modificación del cuestionario RAND 36.

MARQUE UNA SOLA RESPUESTA.

1. En general, usted diría que su salud es:
1 Excelente   2 Muy buena   3 Buena   5 Mala

2. ¿Cómo diría que es su salud actual, comparada con la de hace un año?
1 Mucho mejor ahora que hace un año   2 Algo mejor ahora que hace un año
3 Más o menos igual que hace un año   4 Algo peor ahora que hace un año
5 Mucho peor ahora que hace un año

LAS SIGUIENTES PREGUNTAS SE REFIEREN A ACTIVIDADES O COSAS QUE USTED
PODRÍA HACER EN UN DÍA NORMAL.

3. Su salud actual, ¿le limita para hacer esfuerzos intensos, tales como correr, levantar
objetos pesados, o participar en deportes intensos?
1 Sí, me limita mucho   2 Sí, me limita un poco   3 No, no me limita nada

4. Su salud actual, ¿le limita para hacer esfuerzos moderados, como mover una mesa,
pasar la aspiradora, jugar al tejo o caminar más de una hora?
1 Sí, me limita mucho   2 Sí, me limita un poco   3 No, no me limita nada

5. Su salud actual, ¿le limita para levantar o llevar la bolsa de sus compras?
1 Sí, me limita mucho   2 Sí, me limita un poco   3 No, no me limita nada

6. Su salud actual, ¿le limita para subir varios pisos por la escalera?
1 Sí, me limita mucho   2 Sí, me limita un poco   3 No, no me limita nada

7. Su salud actual, ¿le limita para subir un solo piso por la escalera?
1 Sí, me limita mucho   2 Sí, me limita un poco   3 No, no me limita nada

8. Su salud actual, ¿le limita para agacharse o arrodillarse?
1 Sí, me limita mucho   2 Sí, me limita un poco   3 No, no me limita nada

9. Su salud actual, ¿le limita para caminar un kilómetro o más?
1 Sí, me limita mucho   2 Sí, me limita un poco   3 No, no me limita nada

10. Su salud actual, ¿le limita para caminar varias manzanas (varios cientos de metros)?
1 Sí, me limita mucho   2 Sí, me limita un poco   3 No, no me limita nada

11. Su salud actual, ¿le limita para caminar una sola manzana (unos 100 metros)?
1 Sí, me limita mucho   2 Sí, me limita un poco   3 No, no me limita nada

12. Su salud actual, ¿le limita para bañarse o vestirse por sí mismo?
1 Sí, me limita mucho   2 Sí, me limita un poco   3 No, no me limita nada

LAS SIGUIENTES PREGUNTAS SE REFIEREN A PROBLEMAS EN SU TRABAJO O EN
SUS ACTIVIDADES COTIDIANAS.

13. Durante las 4 últimas semanas, ¿tuvo que reducir el tiempo dedicado al trabajo o a sus
actividades cotidianas, a causa de su salud física?
1 Sí   2 No

14. Durante las 4 últimas semanas, ¿hizo menos de lo que hubiera querido hacer, a causa
de su salud física?

1 Sí   2 No

15. Durante las 4 últimas semanas, ¿tuvo que dejar de hacer algunas tareas en su trabajo o en sus actividades cotidianas, a causa de su salud física?
1 Sí   2 No

16. Durante las 4 últimas semanas, ¿tuvo dificultad para hacer su trabajo o sus actividades cotidianas (por ejemplo, le costó más de lo normal), a causa de su salud física?
1 Sí   2 No

17. Durante las 4 últimas semanas, ¿tuvo que reducir el tiempo dedicado al trabajo o a sus actividades cotidianas, a causa de algún problema emocional (como estar triste, deprimido, o nervioso?
1 Sí   2 No

18. Durante las 4 últimas semanas, ¿hizo menos de lo que hubiera querido hacer, a causa de algún problema emocional (como estar triste, deprimido, o nervioso)?
1 Sí   2 No

19. Durante las 4 últimas semanas, ¿no hizo su trabajo o sus actividades cotidianas tan cuidadosamente como de costumbre, a causa de algún problema emocional (como estar triste, deprimido, o nervioso)?
1 Sí   2 No

20. Durante las 4 últimas semanas, ¿hasta qué punto su salud física o los problemas emocionales han dificultado sus actividades sociales habituales con su familia, los amigos, los vecinos u otras personas?
1 Nada   2 Un poco   3 Regular   4 Bastante   5 Mucho

21. ¿Tuvo dolor en alguna parte del cuerpo durante las 4 últimas semanas?
1 No, ninguno   2 Sí, muy poco   3 Sí, un poco   4 Sí, moderado
5 Sí, mucho   6 Sí, muchísimo

22. Durante las 4 últimas semanas, ¿hasta qué punto el dolor le ha dificultado su trabajo habitual (incluido el trabajo fuera de casa y las tareas domésticas)?
1 Nada   2 Un poco   3 Regular   4 Bastante   5 Mucho

LAS PREGUNTAS QUE SIGUEN SE REFIEREN A CÓMO SE HA SENTIDO Y CÓMO LE HAN IDO LAS COSAS DURANTE LAS 4 ÚLTIMAS SEMANAS. EN CADA PREGUNTA RESPONDA LO QUE SE PAREZCA MÁS A CÓMO SE HA SENTIDO USTED.

23. Durante las 4 últimas semanas, ¿cuánto tiempo se sintió lleno de vitalidad/energía?
1 Siempre   2 Casi siempre   3 Muchas veces   4 Algunas veces
5 Sólo alguna vez   6 Nunca

24. Durante las 4 últimas semanas, ¿cuánto tiempo estuvo muy nervioso?
1 Siempre   2 Casi siempre   3 Muchas veces   4 Algunas veces
5 Sólo alguna vez   6 Nunca

25. Durante las 4 últimas semanas, ¿cuánto tiempo se sintió tan bajo de moral que nada podía animarlo?
1 Siempre   2 Casi siempre   3 Muchas veces   4 Algunas veces
5 Sólo alguna vez   6 Nunca

26. Durante las 4 últimas semanas, ¿cuánto tiempo se sintió calmado y tranquilo?

1 Siempre   2 Casi siempre   3 Muchas veces   4 Algunas veces
5 Sólo alguna vez   6 Nunca

27. Durante las 4 últimas semanas, ¿cuánto tiempo tuvo mucha energía?
1 Siempre   2 Casi siempre   3 Muchas veces   4 Algunas veces
5 Sólo alguna vez   6 Nunca

28. Durante las 4 últimas semanas, ¿cuánto tiempo se sintió desanimado y triste?
1 Siempre   2 Casi siempre   3 Muchas veces   4 Algunas veces
5 Sólo alguna vez   6 Nunca

29. Durante las 4 últimas semanas, ¿cuánto tiempo se sintió agotado?
1 Siempre   2 Casi siempre   3 Muchas veces   4 Algunas veces
5 Sólo alguna vez   6 Nunca

30. Durante las 4 últimas semanas, ¿cuánto tiempo se sintió feliz?
1 Siempre   2 Casi siempre   3 Algunas veces   4 Sólo alguna vez   5 Nunca

31. Durante las 4 últimas semanas, ¿cuánto tiempo se sintió cansado?
1 Siempre   2 Casi siempre   3 Algunas veces   4 Sólo alguna vez   5 Nunca

32. Durante las 4 últimas semanas, ¿con qué frecuencia la salud física o los problemas emocionales le han dificultado sus actividades sociales (como visitar a los amigos o familiares)?
1 Siempre   2 Casi siempre   3 Algunas veces   4 Sólo alguna vez   5 Nunca

POR FAVOR, DIGA SI LE PARECE CIERTA O FALSA CADA UNA DE LAS SIGUIENTES FRASES.

33. Creo que me enfermo más fácilmente que otras personas.
1 Totalmente cierta   2 Bastante cierta   3 No lo sé   4 Bastante falsa
5 Totalmente falsa

34. Estoy tan sano como cualquiera.
1 Totalmente cierta   2 Bastante cierta   3 No lo sé   4 Bastante falsa
5 Totalmente falsa

35. Creo que mi salud va a empeorar.
1 Totalmente cierta   2 Bastante cierta   3 No lo sé   4 Bastante falsa
5 Totalmente falsa

36. Mi salud es excelente.
1 Totalmente cierta   2 Bastante cierta   3 No lo sé   4 Bastante falsa
5 Totalmente falsa

Asignación de puntaje.
El enfoque Rand es simple. Transforme el puntaje de cada pregunta a escala de 0 a 100 (lo mejor es 100). Por ejemplo pregunta de 3 categorías se puntean 0 - 50- 100; con 5 categorías se puntean 0 - 25 - 50 - 75- 100; con 6 categorías 0-20-40-60-80-100. Las preguntas no respondidas no se consideran.

BIBLIOGRAFIA.

1. Urinary incontinence in neurological disease: Management of lower urinary tract dysfunction in neurological disease. NICE guideline CG148. August 2012. www.nice.org.uk/guidance/cg148.
2. Guía clínica sobre la disfunción neurógena de las vías urinarias inferiores. M. Stöhrer, D. Castro-Díaz, E. Chartier-Kastler, G. Del Popolo, G. Kramer, J. Pannek, P. Radziszewski, J-J. Wyndaele. European Association of Urology. 2010.
3. The importance of autonomic dysreflexia to the urologist. Shergill IS, Arya M, Hamid R, Khastgir J, Patel HR, Shah PJ. BJU Int. 2004 May; 93(7):923-6.
4. Autonomic dysreflexia and its urological implications: a review. Trop CS, Bennett CJ J Urol. 1991 Dec; 146(6):1461-9.
5. Autonomic dysreflexia: an important cardiovascular complication in spinal cord injury patients. Gunduz H, Binak DF. Cardiol J. 2012; 19(2):215-9.
6. Autonomic dysreflexia: a medical emergency. Bycroft J, Shergill IS, Chung EA, Arya N, Shah PJ. Postgrad Med J. 2005 Apr; 81(954):232-5.
7. Rehabilitation medicine: 1. Autonomic dysreflexia. Blackmer J. CMAJ. 2003 Oct 28; 169(9):931-5.
8. Autonomic Dysreflexia. J Clavijo. (2015) pp 181-185 In: Handbook of On Call Urology. Ed. Urology Solutions Publishing. Lincolnshire. UK. 2015. ISBN: 0993176003.

Índice.